TONI BERNHARD · Das wird schon wieder?

TONI BERNHARD

Das wird schon wieder?

Mit der Krankheit leben lernen

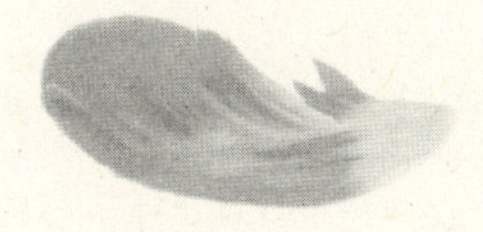

Aus dem Amerikanischen von
Claudia Seele-Nyima

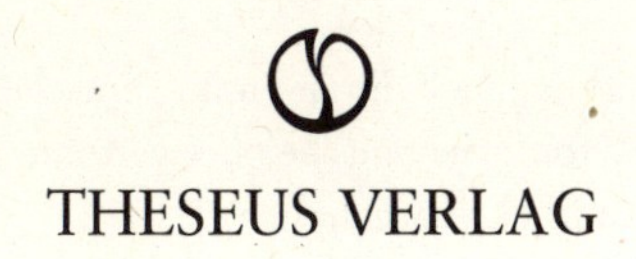

THESEUS VERLAG

Die englische Originalausgabe *How to Be Sick – A Buddhist-Inspired Guide for the Chronically Ill and their Caregivers* ist erschienen bei Wisdom Publications, 199 Elm Street, Somerville, MA 02144, USA

ISBN 978-3-89901-891-2

Übersetzung ins Deutsche: Claudia Seele-Nyima
Lektorat: Susanne Klein, Hamburg, www.kleinebrise.net
Satz: Ingeburg Zoschke, Berlin
Umschlaggestaltung: Morian & Bayer-Eynck, Coesfeld, www.mbedesign.de
Umschlagabbildung: © seraph/photocase.de
Druck & Verarbeitung: fgb – Proost Industries, Freiburg im Breisgau

www.weltinnenraum.de

1. Auflage 2015

Bibliografische Information der Deutschen Nationalbibliothek:
Die Deutsche Nationalbibliothek verzeichnet diese Publikation in der Deutschen Nationalbibliografie; detaillierte bibliografische Daten sind im Internet über http://dnb.d-nb.de abrufbar.

Dieses Buch wurde auf 100% Altpapier gedruckt und ist alterungsbeständig. Weitere Informationen hierzu finden Sie unter www.weltinnenraum.de.

Für Tony

In Krankheit und Gesundheit,
zu lieben und zu ehren,
bis dass der Tod uns scheidet.

Inhalt

Geleitwort

»Das wird schon wieder!« Beruhigende Worte sind die erste Therapie, die Menschen angeboten wird, wenn sie nach einer Operation aufwachen, nach einem Unfall wiederbelebt werden oder kurz bevor ihnen eine furchtbare Diagnose mitgeteilt wird. »Das wird schon wieder« geht oft einher mit einem Ausblick darauf, was nun geschehen muss, damit die Dinge sich wieder zum Besseren wenden. »Sie bleiben erst noch ein paar Tage im Krankenhaus, und dann können Sie wieder nach Hause und sich dort erholen, bis Sie wieder ganz gesund sind.« Oder: »Wir sind auf dem Weg zum Krankenhaus, und die Ärzte dort halten sich schon für Sie bereit.« Oder: »Erst machen wir eine Chemo und dann Bestrahlung. Dieses Jahr könnte zwar hart werden, aber die Chancen stehen gut, dass Sie hinterher wieder ganz die Alte sind.« – »Das wird schon wieder« bedeutet unter diesen Umständen: »Im Moment ist es zwar unangenehm, aber Sie werden wieder gesund. Sie erholen sich wieder.« Doch nicht immer kommt es so.

Dies ist ein Buch für Menschen, die nicht wieder ganz der oder die Alte werden, und für all jene, die – zumindest jetzt – *nicht* die Möglichkeit haben, wieder gesund zu werden. Selbst solchen Menschen sagt dieses Buch: »Auch dir wird es wieder besser gehen, sogar dann, wenn du nie wieder ganz gesund wirst!« Das ist sehr beruhigend.

Toni Bernhard ist genau die Richtige, um dieses Buch zu schreiben. Mitten in einem lebhaften, komplexen, befriedigenden Familien- und Berufsleben wurde sie buchstäblich von einem Tag auf den anderen von einer schwierig zu diagnostizierenden und grundsätzlich unheilbaren Krankheit erfasst, die schrecklich erschöpfend ist. Diese Krankheit macht sich mal mehr, mal weniger intensiv bemerkbar, scheint manchmal auf eine neue Behandlung anzusprechen, tut es letztendlich aber doch nicht. Sie wird zwar nicht schlimmer, aber auch nicht besser. Neun Jahre nach dem ersten Auftreten ihrer Krankheit ist Toni immer noch krank. Sie kennt den Kreislauf von Hoffnung und abgrundtiefer Enttäuschung ebenso wie die Reaktion, dass man beschließt, die Hoffnung aufzugeben, um das Leid der Enttäuschung nicht erneut durchmachen zu müssen; und sie kennt die Traurigkeit – und dann die Erleichterung –, nachdem man sich in die Situation gefügt hat.

Vor mehreren Jahrzehnten sagte einmal ein Freund, ein Mann mit Familie, Freunden und einer steilen Karriere, über seine plötzliche Krankheit, die starke Einschränkungen mit sich brachte: »Sie ist zwar nicht das, was ich wollte, aber das, was ich erhalten habe.« Er stellte das ganz sachlich fest, ohne Bitterkeit, als verstünde er, dass dies die einzig vernünftige Reaktion war. Ich wusste, dass er mir etwas Wichtiges mitteilte. Es ist eine fundamentale menschliche Wahrheit, ganz unabhängig von Kultur und Tradition, dass die klügste Reaktion auf Situationen, die sich unserer Kontrolle entziehen, darin besteht, nicht dagegen anzukämpfen. In diesem Buch zeigt Toni, wie ihr langjähriges Studium und ihre Meditationspraxis nach buddhistischer Tradition ihr helfen, mit behutsamer Akzeptanz auf ihre Situation einzugehen. Die von Toni präsentierten Methoden, wie wir mit unserem Geist arbeiten können, wenn er angesichts einer unangenehmen, unabänderlichen Wahrheit in einen Zustand der Verzweiflung verfallen ist, sind grundlegende buddhistische Einsichten und Meditationspraktiken, aber sie sind nicht auf Buddhisten beschränkt. Sie funktionieren bei jedem.

Dieses Buch wurde für Menschen geschrieben, die krank sind und nicht wieder gesund werden; für die Menschen, die sie betreuen, sie lieben, mit ihnen leiden und sich wünschen, es möge anders sein. Es geht dabei in erster Linie um physische Erkrankungen. Dennoch meine ich, dass dieses Buch im weitesten Sinne für alle ist. Früher oder später wird es uns allen so gehen, dass es nicht »wieder gut« wird. Als älterer Mensch, der bisher das Glück hatte, sich seiner Gesundheit zu erfreuen, weiß ich, dass die zentrale Herausforderung in meinem Leben – und, wie ich glaube, in unser aller Leben – von Anfang bis Ende darin besteht, mit Gegebenheiten zurechtzukommen, die wir uns anders wünschen, und dass wir dies mit gutem Willen tun.

Toni hat uns ein Geschenk gemacht, indem sie ihr Leben und ihre Weisheit mit uns geteilt hat, und dafür bin ich dankbar.

Sylvia Boorstein

Vorwort

Eins, sieben, drei, fünf –
Nichts Verlässliches in dieser oder irgendeiner Welt;
Die Nacht senkt sich herab, das Wasser ist in
Mondlicht getaucht.
Hier im Maul des Drachen:
Viele erlesene Juwelen.
SETCHO JUKEN

Im Mai 2001 wurde ich krank und erholte mich nicht mehr. Der Sommer 2008 war das siebte Jahr, in dem ich mit der chronischen Krankheit lebte. Eines Abends in diesem Sommer kam mein Mann in unser Schlafzimmer und gesellte sich zu mir auf das Bett, das mein Zuhause geworden ist. Seine Eltern gaben ihm den Namen Tony; meine nannten mich Toni. Wir lernten uns auf dem College kennen – er war damals mit meiner Zimmergenossin liiert und ich mit seinem Mitbewohner. Am Morgen des 22. November 1963 hatte er an meine Zimmertür geklopft mit der Nachricht, Präsident Kennedy sei erschossen worden. Seitdem sind Tony und ich unzertrennlich.

Als er an dem Abend mein Zimmer betrat, war ich in dem, was wir »Elektroschockzustand« nennen – als hätte man mir einen Stromschlag versetzt. Das bedeutet, es fällt mir oft schwer, mich zu bewegen und etwas anderes zu tun, als ins Leere zu starren.

Ich begrüßte ihn mit: »Ich wünschte, ich wäre nicht krank.«

Tony erwiderte: »Ich wünschte, du wärest nicht krank.«

Daraufhin entstand eine kleine Pause, dann fingen wir beide an zu lachen.

»Okay. Das wäre gesagt.«

Dieser Moment war für uns beide ein Durchbruch.

Wir hatten diesen Dialog seit dem Sommer 2001 schon Dutzende Male wiederholt, doch es mussten erst sieben Jahre vergehen, ehe er uns zum Lachen brachte, statt uns traurig zu machen und – oft – zum Weinen zu bringen. Dieses Buch erzählt die Geschichte, wie Tony und ich von Tränen zum Lachen gelangt sind. Natürlich nicht immer, aber oft genug.

Ich habe *Das wird schon wieder?* geschrieben, um chronisch Kranken und den Menschen, die sie betreuen, zu helfen und sie zu inspirieren, wenn sie mit Schwierigkeiten konfrontiert sind, die chronische Krankheiten oder Beschwerden mit sich bringen. Dazu gehört:

- mit Symptomen fertigwerden, die einfach nicht wieder verschwinden
- mit einem isolierteren Leben zurechtkommen
- Zukunftsängste durchstehen
- Missverständnissen anderer begegnen
- mit dem Gesundheitssystem umgehen
- für Partner oder andere Pflegende: sich an sehr viele unerwartete und mitunter plötzliche Lebensveränderungen anpassen

In Kapitel 1 und 2 spreche ich darüber, wie ich krank wurde – und zu Tonys und meiner Bestürzung krank blieb. Ab Kapitel 3 beschreibe ich, wie ich, gestützt auf die Lehren des Buddha (häufig als Dharma bezeichnet), die spirituelle Praxis gelernt habe, »mit dem Kranksein umzugehen«, das heißt, wie ich trotz der physischen und energetischen Einschränkungen ein Leben in Gelassenheit und Freude führen kann. Ich biete einfache Übungen an, die aus der buddhistischen Praxis stammen, und auch Methoden, die ich entwickelt habe, nachdem ich krank geworden war. Ich schließe auch ein Kapitel über Byron Katies Arbeit mit ein, die ich als besonders hilfreich empfunden habe.

Sie müssen kein Buddhist sein, um Nutzen aus den Praktiken in diesem Buch zu ziehen. Wenn Sie sich von einer vorgeschlagenen Übung angesprochen fühlen, dann wenden Sie sie auch wirklich an. Arbeiten Sie immer wieder damit, bis sie Ihr Herz, Ihren Geist und Ihren Körper durchdringt und zu einer natürlichen Antwort auf die Schwierigkeiten wird, mit denen Sie konfrontiert sind, weil Sie chronisch krank sind oder sich um einen chronisch kranken Menschen kümmern.

Am Ende des Buches stelle ich eine Übersicht mit kurzen Anleitungen zu den in diesem Buch beschriebenen Übungen zur Verfügung, die auf spezielle Schwierigkeiten abgestimmt sind, mit denen chronisch Kranke und Betreuungspersonen zu tun haben.

Ich habe dieses Buch langsam und mühevoll verfasst, auf meinem Bett liegend, den Laptop auf dem Bauch, Notizen auf der Bettdecke verteilt, den Drucker in Reichweite. An manchen Tagen ließ ich mich so von einem Thema mitreißen, dass ich zu lange arbeitete. Die Folge war eine Verschlimmerung der Symptome, die es mir mehrere Tage oder sogar Wochen unmöglich machte zu schreiben.

Es gab auch Zeiten, in denen ich einfach zu krank war, um auch nur daran zu denken, ein Buch zu schreiben. Dann blieb das Projekt monatelang »auf Halde« liegen. Körperlich so krank zu sein wirkte sich bisweilen so stark auf mein Gemüt aus, dass ich in den finstersten Augenblicken all meine Arbeit, die ich schon fertiggestellt hatte, am liebsten aus dem Fenster geworfen hätte und mich verzagt fragte, ob ich sie wohl jemals zu Ende führen könne.

Doch psychische Zustände kommen und gehen, und letztendlich machte ich weiter, entschlossen, das Buch zu beenden, und in der Hoffnung, dass es anderen helfen werde. Die Lehren des Buddha haben mich während dieser Krankheit inspiriert und getröstet. Der Buddha und die Traditionslinien, die durch seine Lehren ins Leben gerufen wurden, bieten viele einfache und hilfreiche Praktiken, die Gesunde und Kranke durch das Auf und Ab des Lebens leiten.

Die Inspiration zu diesem Buch kam von einer Person, die ich nur so kurz kannte und unter solch begrenzten Umständen kennenlernte, dass ich noch nicht einmal weiß, wie ich ihren Namen schreiben soll. 1999 nahm ich an einem zehntägigen stillen Meditations-Retreat im Spirit Rock Meditation Center teil. Wie immer bei einem Retreat stand für jeden von uns auch die sogenannte »Arbeitsmeditation« an, das heißt, wir übernahmen bestimmte Aufgaben, um dazu beizutragen, dass das Retreat reibungslos ablief. Einige schnitten Gemüse, einige spülten, andere reinigten die Waschräume. Dabei wahrten wir möglichst unser Schweigen, selbst wenn wir mit anderen zusammenarbeiteten.

Meine Arbeitsmeditation bestand darin, die Tabletts von den Servierwagen im Speisesaal zu räumen und die Essensreste zu entsorgen. Diese Arbeit teilte ich mir mit einer Frau, die sich als Marianne vorstellte und etwa in meinem Alter war. Sie wirkte etwas zerbrechlich und schwach auf mich, doch wir teilten uns die Arbeit zu gleichen Teilen auf und sprachen nur hin und wieder im Flüsterton miteinander: »Ist dieser Behälter groß genug für den Salat?« In der Meditationshalle bemerkte ich, dass sie mit einem jungen Mann – möglicherweise ihr Sohn – zusammen war. Ich erinnere mich, wie nett ich es fand, dass die beiden gemeinsam dort waren. Sie hatte ein freundliches Gesicht und ein mildes Lächeln, und ich freute mich darauf, sie jeden Tag nach dem Mittagessen zu treffen.

Unser Arbeitsbereich umfasste nicht nur den Speisesaal, sondern auch ein kleines Gebäude, in dem die Lehrenden aßen. Wir gingen einen kleinen Weg entlang dorthin und brachten ihre Tabletts zurück in die Küche. Am siebten Tag des Retreats wurde meine Arbeitspartnerin zu meiner Überraschung von einer anderen Frau begleitet. Wir drei deckten die Serviertische im Speisesaal ab, und anschließend folgte mir die Frau nach draußen, als ich mich auf den Weg zum Speiseraum der Lehrer machte. »Weißt du Bescheid über Marianne?«, fragte sie mich.

Als ich den Kopf schüttelte, erklärte sie mir: »Sie ist sehr krank. Sie hat nur noch ein paar Wochen zu leben.« Dann wandte sie sich ab und kehrte in den Speisesaal zurück.

Ich setzte meinen Weg zum Lehrerspeiseraum fort, innerlich aufgewühlt von dieser unerwarteten Enthüllung. Der Raum war leer, aber der *San Francisco Chronicle* lag auf dem Esstisch. (Ich selbst machte zwar ein Retreat, aber die Lehrenden nicht, und so lagen immer Zeitungen verstreut auf dem Tisch. Ich hatte gelernt, meinen Blick abzuwenden.) Der *Chronicle* hatte an diesem Tag eine Schlagzeile, die in so riesigen Lettern gedruckt war, dass man sie nicht ignorieren konnte:

Leichnam von John F. Kennedy Jr. gefunden

Da ich keine Ahnung von der Vorgeschichte hatte, verließ ich rasch den Raum, schockiert, mit klopfendem Herzen. In meinem Kopf drehte sich alles. Dort, auf dem Weg, war eine der Lehrerinnen. In meiner Bedrängnis brach ich das Schweigen. Sie erklärte mir kurz, was JFK zugestoßen war (und meinte noch, sie sollten besser keine Zeitungen herumliegen lassen). Ich fragte sie, ob sie über Marianne Bescheid wisse. Marianne sei mit ihrem Sohn hier, erklärte sie mir, und dann sagte sie außerdem noch etwas, was sie wahrscheinlich besser nicht weitergegeben hätte (darum nenne ich hier ihren Namen nicht). Sie sagte, Marianne habe in dem

Informationsformular, das alle bei der Ankunft im Retreat ausfüllten, unter der Frage, ob es irgendetwas gebe, dass die Lehrer über uns wissen sollten, eingetragen: »Ich habe nur noch zwei Wochen zu leben, aber das wird meine Praxis nicht beeinflussen.«

Am nächsten Tag blieben die Plätze von Marianne und ihrem Sohn in der Meditationshalle leer.

Im Gedenken an Marianne gelobe ich, mein Bestes zu tun, damit mein Kranksein nicht meine Praxis beeinträchtigt. Ich gelobe auch, dass meine Praxis mich weiterhin darin lehren soll, wie ich mit dem Kranksein umgehe – und mich dazu befähigen soll, anderen chronisch Kranken zu helfen.

Wie alles anders wurde

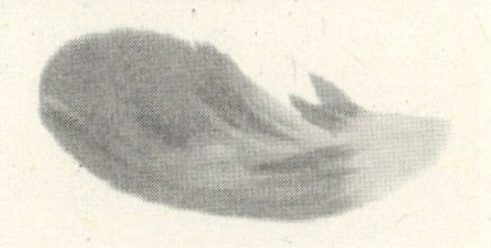

1
Ich werde krank: Eine romantische Reise nach Paris

Paris als Stadt ist nichts Besonderes.
Babe Ruth

Ende August 2001 brach mein zwanzigstes Jahr als Juraprofessorin an der University of California in Davis an. Um diesen Anlass gebührend zu feiern und uns etwas zu gönnen, beschlossen Tony und ich, einen ganz besonderen Urlaub zu machen. Im Internet fand ich eine Einzimmerwohnung, die wir in Paris zu einem annehmbaren Preis mieten konnten. Wir waren keine Weltreisenden, und eine Parisreise war für uns eine große Sache. Drei Wochen lang würden wir in das Leben und die Kultur der Stadt der Lichter eintauchen und uns großartig amüsieren.

Bereits der Start verhieß jedoch nichts Gutes. Als wir auf unseren Plätzen im Zubringerflug von Sacramento nach Los Angeles saßen, von wo aus wir einen Direktflug zum Flughafen Charles de Gaulle nehmen wollten, fiel uns auf, dass unser Flugzeug sich nicht vom Gate entfernte. Bald darauf wurde durchgegeben, dass ein technisches Problem unseren Abflug verzögere. Tony und ich stellten fest, dass wir den Flug von Los Angeles nach Paris verpassen würden, wenn wir weiter sitzen blieben.

Während die anderen an Bord noch darüber sprachen, was vor sich ging, erhoben wir uns rasch, griffen unser Handgepäck (alles, was wir auf Reisen bei uns haben) und steuerten den Check-in-Schalter der United Airlines an. Weil wir so schnell reagiert hatten, konnte uns der Mann am Schalter noch auf einen TWA-Flug nach St. Louis umbuchen, der gerade abfliegen sollte. Von dort aus würden wir umsteigen in einen Nonstop-TWA-Flug nach Paris, der etwa zur selben Zeit dort eintreffen sollte, wie wir ursprünglich geplant hatten. Wie Darsteller aus einer TV-Werbung rannten wir die Flughafenhalle entlang zum TWA-Boarding-Gate, unser Gepäck im Schlepptau. Das Boarding war zwar schon beendet, doch man ließ uns noch zusteigen.

Als wir in der Luft waren, beglückwünschten wir uns. Wir waren ja so viel schlauer gewesen als die anderen Passagiere! Zur selben Zeit, als wir gerade den Schalter der United Airlines mit unseren Tickets in der Hand verließen, bildeten die anderen, die mit uns im Zubringerflug gewesen waren, gerade eine lange Schlange hinter uns. Oje, der Stolz! »Vorsicht, Vorsicht!«, hätte der Buddha gesagt. Doch in jenem Moment waren wir höchst zufrieden mit uns selbst, weil wir geschickt einen desaströsen Anfang unseres besonderen Urlaubs abgewendet hatten. Mehrere Ärzte sagten uns hinterher, dass ich mir den Virus, von dem ich mich nicht mehr erholt habe, mit großer Wahrscheinlichkeit auf einem dieser beiden TWA-Flüge eingefangen habe.

Bei der Ankunft in unserem Studio-Apartment in der winzigen *Rue du Vieux Colombier* im sechsten Arrondissement an der Rive Gauche stellten wir fest, dass die Wohnung viel kleiner war, als sie auf den Bildern im Internet ausgesehen hatte. Sie bestand aus einem Bad und einer Küche, die jeweils nur von einer Person bequem genutzt werden konnten, und einem Wohnraum. Möbliert war sie mit einem winzigen Tisch und zwei Stühlen, einem »Loveseat« – »Kuschelcouch« – (eine romantisch-beschönigende Bezeichnung für eine Couch, die zu klein ist, um darauf zu liegen) und einem Doppelbett in der Ecke. An der Wand gegenüber dem Bett befand sich ein Bücherregal mit einem Schränkchen am unteren Ende. Darin entdeckten wir einen kleinen Fernseher, doch wir hatten eigentlich nicht die Absicht, unsere Zeit in Paris mit Fernsehen zu verbringen.

An jenem ersten Tag spazierten wir herum und warteten darauf, dass es Abend wurde, damit wir schlafen und uns an die neue

Zeitzone gewöhnen konnten. Am nächsten Tag fühlte ich mich furchtbar, schrieb dies jedoch dem Jetlag zu. Am Tag darauf ging es mir immer noch schlecht, aber da ich nicht glauben wollte, dass es etwas anderes sein könnte als anhaltender Jetlag, schlug ich vor, ins Kino zu gehen. Wir suchten uns einen amerikanischen Film aus, *Beziehungen und andere Katastrophen*. Offen gestanden, wollte ich nur im Dunkeln sitzen und versuchen, einzuschätzen, was in meinem Körper vor sich ging. Während wir den Film sahen, wurde mir klar, dass ich tatsächlich krank war.

Bald darauf entwickelte ich typische Grippesymptome und konnte das Bett nicht verlassen. Nach drei Tagen gelangten Tony und ich zu demselben hoffnungsvollen Schluss: »Das ist halb so wild. Wir haben ja noch achtzehn Tage in Paris.«

Nach einer Woche wurde daraus: »Halb so wild, wir haben noch zwei Wochen in Paris.«

»… uns bleiben ja noch zehn Tage in Paris.«

Die uns noch verbleibenden Tage schwanden dahin.

Wir entwickelten einen Tagesablauf. Morgens ging Tony in eine Brasserie und lief dann durch die Straßen von Paris. Gegen Mittag kam er zurück, stets in der Hoffnung, dass meine Verfassung sich gebessert hätte. Hin und wieder besuchte er ein Museum. Diese Solo-Ausflüge machten ihm keinen Spaß.

In der zweiten Woche unseres Aufenthalts war mein Wunsch, ihm Gesellschaft zu leisten, so groß, dass ich beschloss, es trotz allem mit einem Ausflug zu versuchen. Ich bestand darauf, dass wir uns die berühmte Impressionistenausstellung im Musée d'Orsay ansehen sollten. Dieses Museum, ein umgebauter Bahnhof, ist für seine hoch aufragenden Innenräume bekannt. Die Schlange vor dem Eingang wand sich um den gesamten Block. Wir hätten auf der Stelle wieder kehrtgemacht und wären zur Wohnung zurückgefahren, hätte ich nicht vorher recherchiert und gewusst, dass man in der Metro Museumspässe kaufen kann. In der Annahme, wir würden zusammen durch die Museen streifen, hatten

Tony und ich an unserem zweiten Tag in Paris zwei solche Pässe erstanden. Wir wurden sofort eingelassen.

Sobald ich die Galerie der Impressionisten betrat, sackte mein Adrenalinpegel ab, der mich bis hierhin gebracht hatte. Dieser Ausflug war ein Fehler gewesen. Ich ließ mich in einen der hübschen Korbsessel fallen, die in den breiten Mittelgängen in Reihen aufgestellt waren, und sagte Tony, er solle sich keinen Zwang antun und die Bilder genießen. Von Zeit zu Zeit kam er zurück und sah nach mir, fragte, ob wir lieber gehen sollten, doch ich sagte ihm immer wieder, er solle sich die Bilder ruhig noch länger ansehen.

Als ich so dasaß, fiel mein Blick auf ein großes Gemälde von Claude Monet, *Essai de figure en plein-air: Femme à l'ombrelle tournée vers la droite*. Eine Frau steht in einem Feld, ihr Gesicht wird von einem Schirm beschattet. Das Bild ist in weichen, gedeckten Farbtönen gehalten, und doch ist es wundervoll leuchtend. Vage war mir bewusst, dass auf den Korbsesseln um mich herum »Reise nach Jerusalem« gespielt wurde – Besucher setzten sich ein paar Minuten hin, standen wieder auf und wurden schnell wieder ersetzt durch jemanden, der auf den nächsten freien Stuhl gewartet hatte. Ich saß einfach da, badete in den Farben und der Komposition von Monets Gemälde. Ich hatte das Gefühl, als hätte er diese junge Frau in einem Feld deswegen gemalt, damit sie über mich wachte, sodass ich Tony das Museum erkunden lassen konnte. Doch mein Versuch, ihm Gesellschaft zu leisten, war fehlgeschlagen.

Mit Ausnahme von Arztbesuchen war dies das Ende meiner Außer-Haus-Aktivitäten. Ich verbrachte meine Tage im Bett. Zu krank zum Lesen, beschloss ich schließlich, den kleinen Fernseher einmal auszuprobieren. Ich war schockiert angesichts der schlechten Qualität des französischen Programms: Auf jedem Kanal liefen Quiz-Shows der schlimmsten Sorte, mit Kandidaten, die gemäß vorheriger Anleitung auf ein Stichwort hin schrien, und mit großmäuligen, fiesen Moderatoren in geschmacklos ausgestatteten Studios. In meiner Naivität hatte ich erwartet, dass hohe französische Kultur aus der Röhre komme. Frustriert gab ich es auf, doch als die Stunden vergingen und ich immer noch gelangweilt und unruhig war, versuchte ich es erneut mit Fernsehen. Ich hörte eine vertraute Erkennungsmelodie, Schauspieler rannten herum, schoben eine fahrbare Krankenliege vor sich her, und auf dem Bildschirm erschien das Wort »*Emerges*«. Selbst mit meinem schlechten Französisch wusste ich, dass es »ER« war – *Emergency Room*. Ich wollte es mir gerade gemütlich machen, um mir etwas TV-Wohlfühlnahrung einzuverleiben, als ich feststellte, dass der Film französisch synchronisiert war. Selbst Filme waren synchronisiert statt untertitelt. So viel also dazu.

Ich verbrachte den Großteil des Tages und so manche Nacht, wenn mir zu elend zum Schlafen war, damit, BBC auf einem Kurzwellenradio zu hören. Tony hatte es für mich gekauft, als klar war, dass ich eine Weile im Bett bleiben würde. BBC hatte ein wunderbares Programmspektrum, darunter auch clevere, lustige Quiz-Shows. Es wurde meine Einführung in unser eigenes *National Public Radio* (NPR), das ich bald nach meiner Rückkehr nach Davis und als ich dann dort ans Bett gebunden war, täglich zu hören begann. Wenn auf NPR die BBC News gesendet werden und ich dieselbe britische Stimme mit samtigen Klang höre, die aus dem Kurzwellenradio in unserem Pariser Apartment verkündete, »Sie hören BBC World Service«, überkommt mich ein Anflug von Traurigkeit. Für kurze Zeit werde ich dann wieder auf das Bett auf der Rive Gauche zurückversetzt, wo alles begann.

Ein paar Tage nach dem Ausflug zum Musée d'Orsay beschlossen wir, dass ich zum Arzt gehen sollte. Ich blätterte in den Gelben Seiten und fand einen Eintrag des »American Hospital«. Obwohl der Name nach Heimat und einer Zuflucht für mich klang, war die Frau am Telefon einfach nur unverschämt. Als ich meine Symptome beschrieb, fragte sie mich schroff: »Na, und was sollen *wir* Ihrer Meinung nach dagegen tun?« Es war ein Vorbote der Dinge, die meiner noch harrten.

Ich versuchte es beim »British Hospital«. Die Frau am Telefon sprach nur Französisch, doch ich hörte Anteilnahme und Freundlichkeit in ihrer Stimme. Sie legte mich in die Warteschleife, während sie eine Schwester suchen ging, die Englisch sprach. Diese sagte, ich solle einfach vorbeikommen.

Ich schüttele immer noch ungläubig den Kopf, wenn ich daran denke, welch unnötigen Stress wir uns aufluden, um erst von unserer Wohnung zum Britischen Krankenhaus in der nördlichen Vorstadt von Paris zu gelangen, anschließend zu einer Apotheke im Pariser Zentrum zu fahren und schließlich wieder zur Rive Gauche zurückzukehren. Puh! Als typische Kalifornier zogen wir es überhaupt nicht in Betracht, ein Taxi zu nehmen. Wir waren nicht geizig, aber es kam uns einfach überhaupt nicht in den Sinn. Taxis sind für uns etwas, das New Yorker benutzen. Törichterweise liefen wir von unserem Apartment zur nächsten Metro-Station. Nach zweimaligem Umsteigen und mehreren Treppen fanden wir uns über der Erde und in einem ganz anderen Paris wieder: der Vorstadt. Mit unserem Stadtplan in der Hand liefen wir herum und kamen nur qualvoll langsam voran. Selbst dieser kleine Ausflug erschöpfte mich.

Die Ärztin meinte, ich hätte einfach nur einen grippalen Infekt und schrieb also *Grippe* als Diagnose auf. Sie wollte sichergehen, dass das Ganze nicht in eine bakterielle Infektion überging, die unsere ganzen Ferien ruinieren würde, daher gab sie mir ein Rezept für Antibiotika. Wir marschierten zurück zur Metro, und nach weiterem Umsteigen und noch mehr Treppen gelangten wir dort wieder an die Erdoberfläche, wo sich die einzige Apotheke zwischen der nördlichen Vorstadt und unserem Apartment befand, die geöffnet hatte – dies war nämlich gerade einer jener europäischen Feiertage, die interessanterweise als »Bankfeiertag« bezeichnet werden.

Die Quälerei zum Krankenhaus und zur Apotheke ist mir nur nebelhaft und verschwommen im Sinn geblieben, obwohl ein paar lebhafte Erinnerungen noch da sind. Ich entsinne mich, dass das Krankenhauspersonal sich fortwährend dafür entschuldigte, dass man uns die Konsultation in Rechnung stellen musste – den kolossalen Betrag von fünfzehn Dollar, wenn man Francs in Dollar umrechnete. Ich erinnere mich, dass wir aus der Metro kamen und zur Apotheke gehen wollten, als ich mich einer Postkartenansicht des Arc de Triomphe gegenübersah, einem winzigen Aufblitzen jenes Paris, das wir uns erhofft hatten. Ich erinnere mich auch daran, welche Tortur es war, mich in den Treppenaufgängen der Metro an die Wand gelehnt, beide Hände am Geländer, Schritt für Schritt nach oben zu ziehen. Jahre später sagte mir Tony, erst als er gesehen habe, wie ich mich so die Stufen hochschleppte, sei ihm wirklich klar geworden, wie krank ich war. Das ist *seine* lebhafte Erinnerung an diesen Tag.

Während unserer letzten Woche in Paris entdeckte ich, dass den ganzen Tag lang die French-Open-Tennisturniere im Fernsehen übertragen wurden. Tennis war etwas, bei dem die Sprache keine Rolle spielte. Selbst ich konnte dahinterkommen, dass *»égalité«* »Einstand« bedeutete. Ich bereitete mir ein Lager auf dem Fußboden, nah genug am Fernseher, um zu sehen, wie der Ball über das Netz geschlagen wurde, und eine Liebesbeziehung begann. Ich sehe immer noch sehr viel Tennis im Fernsehen. Ich kann die Namen der Spieler aus der ganzen Welt herunterrasseln. Es gefällt mir, dass Tennis so international ist. Ich liebe die Ästhetik des Spiels – Komplexität im scheinbar Einfachen. Ein Spieler braucht nichts weiter zu tun, als den Ball über das Netz zu bringen, innerhalb des Feldes. Doch in dieser scheinbaren Einfachheit liegt ein ganzes Spektrum an Strategien – körperlichen und geistigen –, die einem Schachspiel ähneln: Ass, Lob, Volley oder Flugball, den Gegner ans Netz locken, um einen Passierball zu spielen ... Während ich dort lag und Gefallen daran fand, mir Tennis im Fernsehen anzuschauen, schien es, als könnte ich wieder gesund werden. Ich war zwar tief enttäuscht, dass unser Urlaub ruiniert war, doch war ich voller Hoffnung.

Am Tag vor unserer geplanten Heimreise hatte ich das Gefühl, ich sei auf dem Weg der Besserung.

2
Ich bleibe krank: Das kann doch nicht sein!

Leg dich nicht mit der Realität an,
sonst verlierst du, und zwar zu hundert Prozent.
BYRON KATIE

Eine Woche nach unserer Rückkehr hatte ich einen Rückfall. Dann schien es mir wieder besser zu gehen, außer dass merkwürdigerweise meine Stimme nicht zurückkehrte. Diese neue Flüsterstimme beunruhigte mich, denn als Professorin verdiente ich meinen Lebensunterhalt mit Reden. Da das Semester der juristischen Fakultät Ende August wieder begann, sprach ich Anfang Juli mit dem Dekan über meine Bedenken, doch er war zuversichtlich, dass ich bis dahin wieder gesund sein würde. Wir kamen überein, dass wir uns keine Sorgen machen wollten.

Da meine Kräfte allmählich zurückkehrten, setzte ich meine Pläne um, an einem zehntägigen Meditations-Retreat im Spirit Rock Meditation Center teilzunehmen. Das Zentrum liegt in Marin County, nördlich von San Francisco, etwa zwei Stunden Autofahrt von meinem Wohnort entfernt. Es war ein begehrtes jährliches Retreat für buddhistische Praktizierende an der Westküste. Die beiden Hauptlehrenden – Joseph Goldstein und Sharon Salzberg – hatten gemeinsam mit Jack Kornfield nach intensiver Ausbildung durch Lehrer in Thailand, Burma und Indien die *Vipassana*-Meditation in die Vereinigten Staaten gebracht. Sie gründeten die Insight Meditation Society (IMS) in Barre, Massachusetts, die sofort zu einem Mekka für Amerikaner wurde, die Meditieren lernen wollten. Einige Jahre darauf zog Jack nach

Kalifornien und gründete mit anderen Vipassana-Lehrenden Spirit Rock. Einmal im Jahr leiteten Joseph und Sharon, zusammen mit anderen Lehrenden vom IMS, ein zehntägiges Retreat am Spirit Rock Center. Dieses Retreat war so beliebt, dass man nur durch ein Losverfahren einen Platz erhalten konnte. Mit Ausnahme meiner Flüsterstimme schien ich über das, was mein Arzt humorvoll als »Pariser Grippe« bezeichnete, hinweg zu sein. Davon abgesehen braucht man bei einem Schweige-Retreat keine Stimme. Dieses Jahr begleiteten Carol Wilson, Kamala Masters und Steve Armstrong – alle drei wundervolle Meditationslehrer – Joseph und Sharon. »Ich Glückspilz!«, dachte ich.

Doch während dieses Retreats ging die Pariser Grippe vom akuten in den chronischen Zustand über. Unheimlicherweise findet sich das in meinen Aufzeichnungen wieder, obwohl mir damals nicht bewusst war, dass ich Symptome beschrieb, die ich noch Jahre später haben sollte. Ich hatte ein Notizheft mitgenommen, um mir »Leckerbissen« aus den Vorträgen der Lehrer zu notieren. Ich hatte es zwar ursprünglich nicht als Tagebuch vorgesehen, doch was mit mir geschah, war zu merkwürdig, um dem nicht weiter nachzugehen. An einem Montagmorgen (dem dritten Tag des Retreats) schrieb ich auf: »Fühlte mich beim Aufwachen krank. Besorgt, dass es wieder dieselbe Sache sein könnte. Bin entschlossen hierzubleiben, auch wenn ich nur zu den Dharma-Vorträgen gehen kann.«

Und am Abend dieses Tages schrieb ich: »Fühle mich wie benommen. Spüre so ein Summen, ein heftiges Pulsieren im Körper, als hätte ich mehrere durchwachte Nächte hinter mir. Nicht vergleichbar mit irgendeiner anderen Krankheit, die ich je gehabt habe.«

Am Dienstag notierte ich: »Bin definitiv krank. Was ist los? Bin sehr durcheinander.«

Entschlossen, im Retreat zu bleiben, schrieb ich an einem bestimmten Punkt: »Wenn man schon krank und allein sein muss, dann ist dieser Ort ebenso gut wie jeder andere.« Doch ich nahm nur noch an einigen Vorträgen teil (jeden Abend fand einer statt) und ging einmal täglich zum Mittagessen, weil das Abwischen der Tische meine Arbeitsmeditation war; davon abgesehen blieb ich auf meinem Zimmer.

Da man vom Speisesaal aus einen steilen Hügel erklimmen musste, um zum Wohngebäude zu gelangen, schrieb ich: »Wenn ich den Hügel hochklettere, fühle ich mich wie in Paris, als ich in der Metro die Treppe hinaufsteigen musste. Das Erinnerungsbild ist sehr lebhaft.«

Obwohl ich mich zu krank fühlte, um mich zum Meditieren aufrecht hinzusetzen, versuchte ich einer grundlegenden Meditationsanweisung zu folgen: Den Geist beobachten. »Sorge kommt auf«, schrieb ich. Eine neutrale, nicht anhaftende Faktenbeobachtung. Doch ich war nicht in der Lage, diese meditative Perspektive lange beizubehalten, und so folgte auf »Sorge kommt auf« bald schon ein Strom besorgter Gedanken und Fragen: »Haben sie einen Bluttest falsch gelesen? ... Ich würde gerne beim Fernsehen abschalten ... Bin in meinem Zimmer, traurig, rätsele herum, ob ich nach Hause fahren und zum Arzt gehen soll. So traurig. So traurig, besonders, weil ich jetzt weiß, welche Freude es ist, wenn es einem gut geht.«

Ich nahm Ende August 2001 meine Arbeit nicht wieder auf. Der Dekan machte jemanden ausfindig, der meine Lehrveranstaltungen übernahm. Ich schaffte es auch nicht, Zeit mit meiner Enkelin Malia zu verbringen, deren erstes Lebensjahr so schnell vorüberging. In diesem Herbst spielte sich mein Leben im Bett oder in der Arztpraxis ab. Ich trat in eine Phase der Krankheit ein, in der wir jede Ursache ausschließen mussten, die sich in Bluttests, Computertomografien, Kernspintomografien und einigen anderen Verfahren zeigen konnte, von denen mir manche völlig unbekannt waren (wie zum Beispiel die schmerzhafte, aber faszinierende Untersuchung, bei der ein Techniker meinen Kehlkopf auf Video aufnahm, damit er auf Anomalien untersucht werden konnte).

Mir wurde so viel Blut abgenommen, dass wir mit meiner Hausärztin darüber witzelten, dass Aderlass in meinem Fall ganz offensichtlich keine Heilmethode sei. Ich wurde zu einem halben Dutzend Spezialisten überwiesen. Alles, was ich ihnen sagen konnte, war, dass ich grippeähnliche Symptome hatte, jedoch ohne das damit einhergehende Fieber; außerdem war meine Stimme extrem heiser. Ich hatte neun Kilo abgenommen und verspürte eine so verheerende Mattigkeit, dass ich jeden Wartezimmerstuhl, so schmal er auch sein mochte, in ein Bett zu verwandeln versuchte.

Am Ende hatte ich drei Fachärzte für Infektionskrankheiten, zwei HNO-Spezialisten, je einen Rheumatologen, Endokrinologen, Gastroenterologen, Neurologen, Kardiologen und (auf meine eigene Initiative hin) zwei Akupunkteure konsultiert. Sie alle führten ihre jeweiligen Testreihen durch. Obwohl ich nicht zu einem Onkologen überwiesen wurde, fand ich mich dennoch in einem Krebszentrum wieder, weil der Endokrinologe meine Nebennierenfunktion mithilfe eines Infusionstests prüfen wollte, der nur in der Klinik durchgeführt werden konnte, in der Krebspatienten Chemotherapie erhielten. An diesem Tag begegnete ich einigen tapferen Menschen.

Die Tests und ärztlichen Untersuchungen ergaben, dass mir nichts fehlte. Also schleppte ich mich im Frühjahr 2002 wieder zweimal wöchentlich an die juristische Fakultät, um eine Lehrveranstaltung abzuhalten, die pro Sitzung neunzig Minuten dauerte. Ich kehrte hauptsächlich deswegen zur Arbeit zurück, weil ich einfach nicht glauben konnte und wollte, dass ich nicht mehr wieder gesund werden würde. Alle, die mir an meinem Arbeitsplatz begegneten, nahmen an, ich hätte mich endlich wieder erholt. Schließlich sah ich in ihren Augen nicht krank aus. Sie hielten mich in der Aula an, um sich zu unterhalten, offensichtlich ohne zu merken, dass ich mich gegen die Wand lehnte, um nicht umzufallen.

Ich arbeitete noch zweieinhalb Jahre weiter und ging teils zweimal, teils dreimal pro Woche zur Fakultät, je nach Stundenplan. Obwohl Tony in einer anderen Stadt arbeitete, versuchte er seine Arbeitszeit so zu planen, dass er mich die zehn Minuten zur Juristischen Fakultät fahren und mich nach meinen Lehrveranstaltungen wieder abholen konnte. Ich war zu krank, um selbst die zehn Minuten zur Arbeit zu fahren, aber dennoch hielt ich Kurse ab, die mitunter anderthalb Stunden dauerten.

Es ist leicht, im Rückblick zu sehen, welch ein Fehler es war, trotz Krankheit weiterzuarbeiten – wahrscheinlich verschlimmerte es meinen Zustand –, doch viele Menschen mit einer chronischen Krankheit tun das. Erstens besteht die finanzielle Notwendigkeit weiterzuarbeiten. Zweitens kann man es schlichtweg nicht glauben, dass ausgerechnet einem selbst so etwas zustößt (verstärkt durch andere, die einem versichern, man sehe gut aus – Menschen, die nicht wissen, wie man nach Hause kommt und sofort aufs Bett fällt). Jeden Morgen erwacht man mit der Erwartung, sich *nicht krank zu fühlen*, obwohl dies schon wochen- und monatelang – und schließlich über Jahre hinweg – nicht mehr eingetreten ist. Zum einen ist es einfach sehr schwer, wirklich anzuerkennen, dass man chronisch krank ist; zum anderen fällt es schwer zu akzeptieren, dass diese Krankheit es erforderlich macht, seinen Lebensplan auf eine Art und Weise zu ändern, wie man es sich nie vorgestellt hätte, und nicht zuletzt auch noch den Beruf aufzugeben, den man liebt und den man sich mit so viel harter Arbeit aufgebaut hat.

Ich musste mir heimliche Bewältigungsstrategien ausdenken, um meinen Teilzeit-Arbeitstag durchzustehen. Das erste Mal seit zwanzig Jahren nahm ich also einen Stuhl mit in den Hörsaal und unterrichtete im Sitzen. Der Lärm der lebhaft plaudernden

Studierenden, nie weniger als achtzig, war für meinen kranken Körper so schrill, dass ich beim Betreten des Raumes Ohrstöpsel trug und diese dann diskret entfernte, während die Studenten zur Ruhe kamen und mich anfangen ließen. Ich heckte eine Methode aus, um Studierende davon abzuhalten, mich im Büro aufzusuchen, denn sobald ich mich gemeinsam mit ihnen dort befand, war ich nicht mehr in der Lage, die Dauer des Gesprächs zu kontrollieren. Wenn jemand mich nach meiner Lehrveranstaltung ansprach und im selben Raum fand unmittelbar darauf eine weitere Vorlesung statt, suchte ich mir einen leeren Seminarraum und setzte mich dort mit dem oder der Betreffenden zusammen. So konnte ich, sobald ich meinte, seine oder ihre Fragen beantwortet zu haben, aufstehen und das Gespräch beenden.

Ich hatte sogar eine heimliche Methode, von der ich Tony nichts erzählte, weil sie zu abartig schien. Mein Büro lag nicht in der Nähe eines Waschraums. Ich war nicht nur zu krank, um zu den Toiletten auf der anderen Seite des Gebäudes zu gehen, sondern wäre dabei auch noch Gefahr gelaufen, Kollegen zu begegnen, die mich (in der allerbesten Absicht) in ein Gespräch auf dem Gang hätten verwickeln können. Solche Begegnungen zu vermeiden gehörte mit zu meinen höchsten Prioritäten. Also machte ich eine alte Thermosflasche ausfindig und nahm sie mit in mein Büro. Ich pinkelte hinein, schraubte den Verschluss fest zu, steckte sie in meine Tasche und nahm sie mit nach Hause. Dort leerte ich sie und wusch sie aus.

Alle, die keine Wahl haben und zur Arbeit gehen müssen, obwohl sie krank sind, haben solche Bewältigungsstrategien. Anfangs schämte ich mich dafür, dass ich auf derartige Tricks zurückgreifen und mich einer solchen Demütigung aussetzen musste, nur um mich zu erleichtern. Ich machte mir Vorwürfe wegen meines Lebens, das mich in diesen beklagenswerten Zustand gebracht hatte. Nach einer Weile wich die Abscheu vor mir selbst einem trotzigen, aber ziemlich hässlichen Zynismus:

Ihr verdammten Gesunden, ja, ich tue das, und wenn euch das nicht passt, dann könnt ihr mich mal! Glücklicherweise wich dieser Zynismus mit der Zeit dem Mitgefühl für mich selbst. Und schließlich war es wahrlich nicht leicht, in eine Thermoskanne zu pinkeln: Ich war für meine Kurse entsprechend gekleidet, mit einer Strumpfhose und allem.

Ich sagte den Studierenden nie, dass ich krank war (obwohl einige von ihnen es herausfanden). Als Kranke war ich jedoch nicht in der Lage, im Vorlesungsraum jemand anders zu sein als mein ungeschöntes Ich. Es wurde leicht für mich, zuzugeben, dass ich nicht alle Antworten parat habe, und ich empfand ein neues Mitgefühl sowohl für Menschen, die sich in den Mühlen der Justiz verfangen hatten, als auch für Studierende, die in ihrem Leben mit Schwierigkeiten zu kämpfen hatten. Ich saß auf einem Stuhl und sprach so leise, dass die Studenten mich manchmal bitten mussten, das Gesagte zu wiederholen, und doch erhielt ich die höchsten Lehrbewertungen, die ich in den zwanzig Jahren meiner Tätigkeit je erhalten hatte. Dennoch musste ich all das aufgeben. Wenn man so chronisch krank ist wie ich, muss man einige schwere Entscheidungen treffen. Paradoxerweise denken die Leute vielleicht, man gäbe auf, doch tatsächlich fügt man sich nur in die Realität seines neuen Lebens.

Für mich bedeutete diese Realität, unter Symptomen zu leiden, die mit einer schweren Grippe einhergehen, einschließlich der Benommenheit, des Krankheitsgefühls und der leichten Kopfschmerzen, doch ohne das Fieber, die Halsschmerzen und den Husten. Stellen Sie sich, um einen Eindruck zu bekommen, die extreme Erschöpfung bei einer Grippe um ein Vielfaches verschlimmert vor. Fügen Sie dem hinzu, dass Ihr Herz in der Art einer aufgekratzten, erdrückenden Erschöpfung pocht, die Gesunde mit einem schweren Jetlag assoziieren und die es kaum möglich macht, sich zu konzentrieren oder sogar fernzusehen – geschweige denn, nachts einzunicken oder sogar durchzuschlafen.

Zum Leben mit einer chronisch schwächenden Krankheit gehört auch, dass man fortwährend herauszufinden versucht, warum man so krank ist – und niemals eine verbindliche Antwort erhält. Könnte die Tatsache, mit einem Akronym belegt zu werden, mich heilen, wäre ich kerngesund. Seit ich in Paris krank wurde, hat man bei mir eine lange Liste von Krankheiten und Beschwerden diagnostiziert: CFS (alias CFIDS, ME), PVS, VICD, OI und POTS. (Wenn Sie wissen möchten, was diese Buchstaben und verschiedenen Diagnosen bedeuten, lesen Sie den Kasten auf den Seiten 36–39.)

Letztendlich wissen wir jedoch nur das: Ich erkrankte während einer Parisreise und wurde nicht wieder gesund. Doch damit begann ich auch eine Reise in die Tiefen der Lehren des Buddha. Ich musste lernen, mit dem Kranksein umzugehen.

Wie wird meine Krankheit genannt?
Hier die Aufzählung der verschiedenen Bezeichnungen:

Chronisches Erschöpfungssyndrom (engl. Chronic Fatigue Syndrome; CFS).

»CFS ist eine Verlegenheits- bzw. ›Mülleimerdiagnose‹«, sagte ein Spezialist für Infektionskrankheiten zu Tony und mir. Er erklärte, Ärzte benutzen diesen Begriff dann, wenn zwar klar ist, dass der Patient krank ist, aber bei medizinischen Standardtests die Ursache nicht genau bestimmt werden konnte. CFS ist die Standarddiagnose geworden, die ich erhalte; es ist das, was die Ärzte in die Formulare eintragen. (Der medizinische Slangausdruck »Mülleimerdiagnose« wird von allen bedeutenden CFS-Experten zurückgewiesen; deren unermüdliche Bemühungen, dem Geheimnis der kollektiv als

»CFS« bezeichneten Symptome auf die Spur zu kommen, haben Millionen Menschen, die mit dieser Diagnose geschlagen sind, Hoffnungen gemacht.)

CFIDS (Chronical Fatigue and Immune Dysfunction Syndrome), chronisches Müdigkeits- und Immundysfunktionssyndrom, ist eine andere Bezeichnung für CFS; sie wird insbesondere in dem Bemühen verwendet, dass dieses Leiden ernst genommen wird, teilweise aber auch deswegen, weil ein Teil der CFS-Patienten offenbar ein überaktives Immunsystem hat, das grippeähnliche Symptome hervorruft, während der Körper in einem fortwährenden Zustand der »Reaktion auf Krankheit« verharrt.

Myalgische Enzephalomyelitis.

ME ist die Bezeichnung für CFS, die in fast allen Ländern außer den USA verwendet wird. Die wörtliche Übersetzung wäre »Muskelschmerzen und Gehirnentzündung«, doch sie beschreibt ebenso wenig das, was die Leidenden durchleben, wie die Bezeichnung Chronisches Erschöpfungssyndrom – obwohl die Diagnose ME immerhin verhindert, dass man verharmlosend als jemand etikettiert wird, der nur über Müdigkeit klagt. CFS, CFIDS und ME sind Synonyme und beschreiben angeblich dieselbe Krankheit. Doch ich hatte im Internet Kontakt zu Dutzenden Betroffenen aufgenommen, die dieselbe Diagnose erhalten haben, und keiner von uns hat dieselben Symptome. Manche haben chronische Halsschmerzen und geschwollene Lymphdrüsen. Andere (wie ich) haben das nicht, leiden jedoch unter einem unablässigen grippeähnlichen Unwohlsein. Manche fühlen sich in ihren kognitiven Fähigkeiten beeinträchtigt, haben zum Beispiel

Schwierigkeiten beim Verarbeiten von Informationen, sind vergesslich und unfähig, Sätze richtig zu bilden. Bei anderen (wie bei mir) ist das nicht so bzw. nur insoweit, als die grippeähnlichen Symptome die Konzentration erschweren. Manche leiden unter Muskel- und Gelenkschmerzen; andere (wie ich) nicht. Das einzige Symptom, das Menschen mit dieser Diagnose gemeinsam haben, ist »Erschöpfung« (ein Merkmal fast jeder Krankheit, vom normalen Schnupfen bis hin zum Krebs). Und selbst dieses Symptom rangiert von einer Erschöpfung, die erst eintritt, nachdem die betreffende Person aktiv war, zu einer fortwährenden erdrückenden Erschöpfung, die den Betreffenden durchgehend daran hindert, sich zu weit vom Bett zu entfernen. Ich bin davon überzeugt, dass CFS mehrere voneinander abzugrenzende Krankheiten umfasst und dass es, solange die Schulmedizin dies nicht anerkennt, kaum Fortschritte bei der Suche nach einer Ursache oder Therapie geben wird.

Postvirales (Müdigkeits-)Syndrom (PVS).

Vor mehreren Jahrzehnten verwarfen die *Centers for Disease Control* (CDC; »Zentren für Krankheitskontrolle und Prävention«) die Bezeichnung PVS zugunsten von CFS. Manche Ärzte verwenden immer noch die Bezeichnung Postvirales Syndrom – auch bei mir taten es einige, besonders in den ersten beiden Jahren nach der »Pariser Grippe«.

VICD (Viral Induced Central Nervous System Dysfunction), eine durch Viren verursachte Dysfunktion des Zentralnervensystems, ist eine recht neue Bezeichnung und wird zur Beschreibung eines Teils der CFS-Patienten herangezogen, deren Blutbild darauf hinweist, dass möglicherweise Herpes-Viren reaktiviert wurden, die normalerweise nach ihren akuten Phasen während der Kindheit im Körper schlummern. Mein Blutbild legte nahe, dass dies auf mich zutrifft, obschon antivirale Medikamente mir nicht geholfen haben. Die Theorie besagt, dass eine akute Infektion – in meinem Fall die »Pariser Grippe« – eine Reaktivierung der Viren auslöst und bewirkt, dass das Immunsystem in einen konstanten, geringgradigen Krieg gegen sie eintritt.

Orthostase-Intoleranz und *Posturales Tachykardie-Syndrom (POTS).*

Diese beiden Diagnosen verweisen auf Kreislaufprobleme, die es erschweren, sich aufrecht zu halten. Sie werden als Ergebnisse all dessen angesehen, was bei mir nicht in Ordnung ist, aber nicht als die Ursache.

Leid akzeptieren

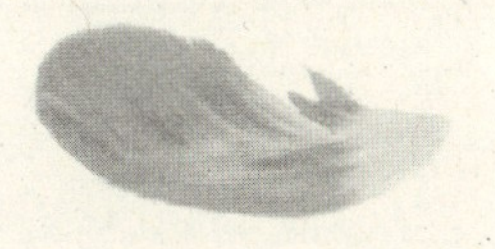

3
Der Buddha sagt es, wie es ist

Gehst du ins Dunkel mit einem Licht, kennst du das Licht.
Willst du das Dunkel kennen, geh dunkel. Geh ohne Sicht,
Und entdecke:
Auch das Dunkel kennt Blühen und Singen
Und das Queren dunkler Pfoten und dunkler Schwingen.

WENDELL BERRY

Nach einer langen Reise auf verschlungenen Pfaden und mit zahlreichen Höhen und Tiefen saß der Buddha, ein Mensch wie du und ich, lange unter einem Baum und erlangte schließlich Erleuchtung – auch als Befreiung oder Erwachen bezeichnet. Zunächst war er nicht sicher, ob er die richtigen Worte fände, um seine Entdeckung anderen mitzuteilen, doch schließlich hielt er seine erste Lehrrede über die Vier Edlen Wahrheiten. Der Buddhismus, die Lehre des Buddha – von Buddhisten *Dharma* genannt – war geboren.

Viele Leute sagen, dass sie die Erste Edle Wahrheit kennen, doch die Art, wie sie sie formulieren – »Das Leben ist Leiden« – ist verantwortlich für zahlreiche Missverständnisse darüber, was der Buddha gelehrt hat. Mit der Ersten Edlen Wahrheit verkündete der Buddha nichts Negatives, sonst ergäbe es keinen Sinn, dass er sie »edel« nannte.

»Das Leben ist Leiden« ist aus zwei Gründen irreführend. Erstens benutzte der Buddha eine dem Sanskrit verwandte Sprache, Pali genannt, und das Pali-Wort, das er für die Erste Edle Wahrheit verwendete, *Dukkha*, ist schwierig zu übersetzen. *Dukkha* ist zu facettenreich und nuanciert, als dass man es in einer Ein-Wort-

Übersetzung als »Leiden« wiedergeben könnte. Und dass es *Dukkha* in unserem Leben gibt, bedeutet auch nicht, dass das Leben *nur* Leiden ist.

Um das Wesen dessen zu erfassen, was der Buddha mit dem Vorhandensein von *Dukkha* in unserem Leben gemeint hat, ist es hilfreich, andere mögliche Übersetzungen dieses Schlüsselbegriffs im Sinn zu behalten: Unzufriedenheit (das heißt, Unzufriedenheit mit unseren Lebensumständen), Angst, Stress, Unbehagen, Unwohlsein, um nur einige zu nennen. Es lohnt sich, wenn wir uns mit der Bedeutung von *Dukkha* vertraut machen, insbesondere wenn wir den Umgang mit dem Kranksein erforschen. Als ich das erste Mal auf die verschiedenen Übersetzungen von *Dukkha* stieß, riefen sie eine starke Resonanz in mir hervor. Endlich beschrieb jemand dieses Leben auf eine Art und Weise, die zu einem Gutteil meiner sowohl körperlichen als auch geistigen Erfahrung passten: Stress, Unbehagen, Unzufriedenheit. Welch eine Erleichterung, zu erfahren, dass nicht nur *ich*, nicht nur *mein* Leben davon betroffen war!

Das Gefühl, dass der Buddha das Leid in meinem Leben verstand, ermöglichte es mir, mit meiner täglichen Arbeit des Akzeptierens, dass *Dukkha* für alle Wesen vorhanden ist, zu beginnen. Selbst in den dunkelsten ersten Tagen meines Krankseins, als ich nicht verstand, was mit mir geschah (würde ich bald sterben?), war es die Erste Edle Wahrheit, die mich stützte und mir sagte: »Weißt du, so ist es eben. Du wurdest geboren, und daher bist du Veränderung, Krankheit und am Ende dem Tod unterworfen. Wie das vonstattengeht, ist bei jedem Menschen unterschiedlich. Und das ist eben jetzt die Art und Weise, wie es bei dir vonstattengeht.«

Ich werde nie vergessen, wie ich einen Vortrag des Spirit-Rock-Lehrers John Travis hörte, den er während eines zehntägigen Retreats hielt. Plötzlich verstummte er, suchte den Raum ab und stellte Augenkontakt mit jedem von uns her. Dann sagte er ganz sanft: »Ich kenne euch. Wir alle kennen einander. Wir alle haben dadurch, dass wir unablässig danach streben, Leiden zu vermeiden, ein gebrochenes Herz.« Ich würde nur hinzufügen, dass dieses unablässige Streben zu noch mehr Leid führt, weil *Dukkha* ein Daseinsaspekt aller Wesen ist, die in diese Welt hineingeboren wurden.

Die Erste Edle Wahrheit – die Tatsache, dass *Dukkha* vorhanden ist – hilft mir zu akzeptieren, dass ich krank bin, weil sie mir sagt, dass mein Leben so ist, wie es sein sollte. »Unser Leben ist immer in Ordnung«, sagt die Zen-Lehrerin Charlotte Joko Beck. »Es ist nichts daran auszusetzen. Selbst wenn wir furchtbare Probleme haben, ist es einfach unser Leben.«

Wie Joko Beck erklärt hat, geht das englische Wort *»suffer«* – »leiden« – auf das lateinische *sufferre* (Assimilation *subferre* = *sufferre*) zurück; der zweite Teil dieses Verbs, *ferre*, heißt »(er)tragen, (aus)halten« und der erste Teil, *sub*, heißt »unter«. Entsprechend geht es bei *Dukkha* nicht darum, dass das Leben uns von *außen* niederdrückt, sondern stattdessen ist *Dukkha* ein inneres Phänomen: das Leben von unten her halten. Joko Beck schreibt:

> Es gibt also zwei Arten des Leidens: eine, bei der wir das Gefühl haben, nach unten gedrückt zu werden, als käme das Leiden von außen zu uns, als empfingen wir etwas, das unser Leid verursacht. Die andere Art des Leidens besteht darin, darunter zu sein, es zu tragen, es einfach zu *sein*.

Das Leben einfach zu *sein*, bedeutete für mich, meine berufliche Karriere Jahre vor der Zeit zu beenden, einen Großteil der Zeit ans Haus und sogar ans Bett gefesselt zu sein, mich fortwährend körperlich krank zu fühlen und oft nicht in der Gesellschaft anderer sein zu können. Mit Joko Becks Belehrung war ich in der Lage, die Gegebenheiten, die mein Leben ausmachen, als Ausgangspunkt zu nehmen. Ich fügte mich in diese Gegebenheiten, akzeptierte sie, *war* sie. Und von da aus schaute ich mich um und sah, was das Leben zu bieten hatte.

Und ich fand eine Menge.

Das Ende des Leidens

Wie bereits erwähnt, sagte der Buddha nicht, dass das Leben *nur* Leiden, Stress, Unzufriedenheit sei. Er lehrte einfach, dass *Dukkha* im Leben jedes Menschen vorhanden ist. Vor Jahren sagte mir ein Jurastudent einmal, der Buddhismus sei eine pessimistische Religion. Als ich ihn fragte, warum er das denke, sagte er: »Na ja, die Erste Edle Wahrheit lautet: Das Leben ist ätzend.« Während ich versuchte, ihm zu erklären, warum das nicht die richtige Übersetzung der Lehre des Buddha sei, veränderte sich auch meine Einstellung zur Ersten Edlen Wahrheit. Ja, es stimmt, dass das Leben einen beträchtlichen Teil an Leid und Stress mit sich bringt, aber Glück und Freude sind uns ebenfalls zugänglich. Der Buddha drückte das so aus, dass er das Leben als Reich der zehntausend Freuden und der zehntausend Leiden beschrieb. Lehrende des Buddhismus konzentrieren sich auf die zehntausend Leiden, weil durch unsere Unfähigkeit zu erkennen, dass *Dukkha* zum Leben gehört, *Dukkha* nur gesteigert wird. Der Buddha sagte, er lehre zwei Dinge: *Dukkha* und das Ende von *Dukkha*. Bevor wir auf die Praktiken eingehen, die mir auf dem Weg zur »Beendigung von *Dukkha*« geholfen haben, muss uns die Wahrheit von *Dukkha* ganz klar sein, damit wir verstehen, was das »Ende von *Dukkha*« bedeuten könnte. Es ist fruchtlos, das Streben nach Beendigung von *Dukkha* anzugehen, solange wir nicht erkennen, dass unser Leben genauso ist, wie es sein soll – mit *Dukkha* und allem Drum und Dran. Kennen Sie auch nur einen Menschen, körperlich gesund oder krank, der nicht die Erfahrung von Leid, Unzufriedenheit, Angst und Stress gemacht hat?

Als ich einmal eine Lehrveranstaltung über Schadenersatzrecht hielt, verbrachten wir mehrere Wochen damit, die Schadenersatzansprüche von Klägern in einem Zivilrechtsverfahren zu studieren. »*Specials*« (»Spezielle Schadenersatzansprüche«) sind die Ansprüche, für die der Kläger einen Beleg hat: tausend Dollar für eine Kernspintomografie zum Beispiel. »*Generals*« (»Allgemeiner Schadenersatz«) ist das sogenannte »Schmerzensgeld« des Klägers. Hier gibt es keine Quittungen – die Jury soll nur eine Geldsumme für diesen immateriellen Schaden festsetzen. »Schmerzensgeld« ist ein Standardausdruck unter Juristen. Auf der Grundlage meiner buddhistischen Schulung beschloss ich, diese Kategorie der Schädigungen in »körperliche Schmerzen und geistiges Leiden« aufzuspalten, einfach deshalb, weil ich vermutete, dass dies den Studierenden helfen werde, die Aufgabe der Jury besser zu verstehen. Die Unterscheidung ist hier ebenfalls anwendbar, denn als der Buddha vom »Ende des Leidens« sprach, bezog er sich nicht auf körperlichen Schmerz, denn dieser ist unausweichlich Teil des menschlichen Daseins. Der Buddha sprach von der Beendigung des *Leidens im Geist* – und das ist das Thema des restlichen Buches.

Nachdem die Erste Edle Wahrheit darauf hinweist, dass Leiden alles durchdringt, bringen uns die weiteren Wahrheiten auf den Weg dessen, was man dagegen tun kann und wie wir daran arbeiten können, das geistige Leiden zu beenden. Die Zweite Edle Wahrheit besagt, dass die Ursache für *Dukkha* – das wir uns als *geistiges* Leid, Stress und Kummer denken – in Wahrheit *Tanha* ist. Die wörtliche Übersetzung von *Tanha* ist »Durst«, ein Konzept, das nicht weit von der gängigen Auffassung der Zweiten Edlen Wahrheit entfernt ist – dass der Ursprung des Leidens im Verlangen liegt. Ich denke mir *Tanha* als die offenbar allgegenwärtigen Geisteszustände von »wollen« und »nicht wollen« in unserem Leben. Wir wollen angenehme Erfahrungen; unangenehme wollen wir nicht.

Die Dritte Edle Wahrheit verkündet die gute Nachricht, dass die Beendigung des Leidens möglich ist. Und in der Vierten Edlen Wahrheit legt der Buddha den »Lehrplan« dar, wie dies erreicht werden kann. Dieser Plan ist im Achtfachen Pfad enthalten. Indem wir dem Achtfachen Pfad folgen, können wir lernen, die heilsamen und freudvollen Geisteszustände zu kultivieren, die ich weiter oben erwähnt habe. Mit dem Ende des Leidens kommt »Erleuchtung«, »Erwachen«, »Befreiung« oder »Loslassen aller Anhaftungen« – suchen Sie sich die Übersetzung aus, die Sie am meisten anspricht.

Wir sind vielleicht nicht in der Lage, den Plan des Achtfachen Pfades in unserer Lebenszeit zu vollenden; das heißt, wir werden möglicherweise keine voll erleuchteten Wesen. Doch der flüchtige Eindruck, den wir vom Erwachen gewinnen, dieser Moment der Befreiung, dieser Geschmack der Freiheit ist uns allen zugänglich – und kann wesentlich dazu beitragen, unsere Erfahrung von *Dukkha* zu mildern.

4
Das universelle Gesetz der Unbeständigkeit

Besser als hundert Jahre zu leben, ohne die Vergänglichkeit zu sehen, ist ein einziger Tag des Erkennens, wie alle Dinge entstehen und vergehen.
DER BUDDHA

Zum Beenden des geistigen Leidens gehört auch, das zu verstehen, was der Buddha als die »drei Daseinsmerkmale« bezeichnete. Das erste Daseinsmerkmal haben wir schon erläutert: die Tatsache, dass *Dukkha* in unserem Leben ist. Die anderen beiden sind Unbeständigkeit (*Anicca*) und Nicht-Selbst bzw. Nicht-Ich (*Anatta*). Als der Buddha diese Merkmale erklärte, begann er mit der Unbeständigkeit. Sie ist ein universelles Gesetz, das in anderen spirituellen Traditionen und in der Wissenschaft anerkannt ist als etwas, das dem Dasein aller Lebewesen gemeinsam ist.

Bei einem Spirit-Rock-Retreat Ende der Neunzigerjahre formulierte Joseph Goldstein das, was meine Lieblingsbeschreibung von *Anicca* – entsprechend meiner Erfahrung im Alltag – geworden ist: »Alles kann jederzeit passieren.«

Anfangs reagierte ich auf diese Aussage genauso wie auf die Übersetzung von *Anicca* aus dem Pali als »Alles ist vergänglich«. Ich dachte: »Na ja, erzähl mir etwas, das ich *noch nicht* weiß.« Doch als meine Gesundheit nicht wiederkehrte, sann ich tiefer darüber nach, was »alles kann jederzeit passieren« bedeutet: zum Beispiel krank werden und nicht wieder gesunden, meinen Beruf aufgeben, nur selten mein Zuhause verlassen können. Ja, alles *kann* jederzeit passieren. Das Leben ist unbeständig, unsicher, unvorhersehbar, stets im Wandel.

Wie sollen wir in diesem universellen Gesetz irgendeinen Trost finden? Der große Zen-Meister Dogen gibt einen Anhaltspunkt:

> Wäre nicht die heftigste Kälte, die bis in die Knochen vordringt, wie könnte dann der Duft der Pflaumenblüte das ganze Universum durchdringen?

Wenn uns die Wahrheit von *Anicca* klar wird, neigen wir dazu, uns bei Dogens Worten auf den Teil »heftigste Kälte, die bis in die Knochen vordringt« zu konzentrieren. Dass ich meinen Beruf aufgeben musste, vermittelt mir an manchen Tagen immer noch dieses Gefühl. Die Herausforderung liegt dann darin, den Duft zu finden, den die Pflaumenblüten aussenden. Ohne die bittere Kälte, dass ich den größten Teil des Tages im Bett liegen muss, könnte ich mich nicht am Duft von Mozart und Beethoven erfreuen, der mein Schlafzimmer durchweht. (Natürlich *hätte* ich diesen Duft genießen können, bevor ich krank wurde. Tatsache ist jedoch, dass ich es nicht tat.) Ohne die heftige Kälte, dass ich den größten Teil des Tages im Bett verbringen muss, wäre ich nicht so eingestimmt auf den Wechsel der Jahreszeiten. Nie war mir aufgefallen, dass sie direkt vor meinem Schlafzimmerfenster zu sehen sind. Ich kehre immer wieder zu Dogens Versen zurück, um mich inspirieren zu lassen.

Die Schriften des vietnamesischen Zen-Meisters Thich Nhat Hanh haben mir ebenfalls geholfen, die Schönheit zu sehen, die in der Vergänglichkeit liegt. In seiner Biografie des Buddha, *Wie Siddhartha zum Buddha wurde,* hebt Thich Nhat Hanh hervor, dass Unbeständigkeit genau die Voraussetzung ist, die für das Leben notwendig ist. Ohne sie könnte nichts wachsen oder sich entwickeln. Ein Reiskorn könnte nicht zu einer Reispflanze werden, ein Kind nicht zu einem Erwachsenen. Allein wegen meiner Krankheit bin ich in so vieler Hinsicht »gewachsen«, angefangen bei meiner neuentdeckten Liebe zu klassischer Musik über ein stärkeres Mitgefühl für chronisch Kranke und ihre Angehörigen bis hin zur Wertschätzung all der hart arbeitenden Menschen, die unbeachtet bleiben, aber unsere ganze Infrastruktur in Gang halten. (Ich sehe sie von meinem Haus aus – sie bringen die Post, klettern auf Strommasten, reinigen die Straßen, egal ob 30 Grad Hitze herrscht oder es in Strömen gießt.)

Wetterpraxis

Buddhistische Lehrende verwenden alle möglichen Begriffe als Übersetzung für *Anicca*: Unbeständigkeit, Vergänglichkeit, Wandel, Unvorhersehbarkeit, Unsicherheit. Dies sind Charakteristika, die allem, was existiert, sei es belebt oder unbelebt, zu eigen ist. Zwei dieser Begriffe, *Unsicherheit* und *Unvorhersehbarkeit*, können uns viel Angst und Leid verursachen, weil wir uns genau das Gegenteil wünschen: Sicherheit und Gewissheit. Hier biete ich eine Praxis an, die diese beiden Aspekte der Unbeständigkeit angeht. Ich nenne sie »Wetterpraxis«. Sie ist ausgerechnet von dem Film *The Weather Man* aus dem Jahr 2005 inspiriert, in dem Nicolas Cage als Darsteller des Charakters David Spritz die Hauptrolle spielt.

Dave irrt durchs Leben, obwohl er eine feste Stelle als »Wettermann« für einen Chicagoer Fernsehsender hat. In Wirklichkeit ist er jedoch nicht selbst der Wetterspezialist, sondern nur der »Wetterableser«, abhängig von einem Meteorologen, der ihm vorgibt, was er sagen soll. Als der Meteorologe ihm eine Vorhersage mit einer möglichen Abweichung von 10 °C gibt, beschwert sich Dave, er brauche etwas Konkreteres. Der Meteorologe erwidert: »Dave, es ist zufallsbedingt. Wir tun unser Bestes.« Eines Tages instruiert der Meteorologe Dave für seinen TV-Spot mit den Worten: »Es könnte etwas Schnee fallen, aber vielleicht zieht er nach Süden und verfehlt uns.« Als Dave protestiert, dass die

Zuschauer eine sicherere Vorhersage erwarten, erwidert der Meteorologe, die Wettervorhersage sei eben ein Ratespiel. »Das ist Wind, Mann«, sagt er. »Der bläst doch sowieso überall.«

Ich fand das inspirierend und sehr nützlich. Wenn Unsicherheit und Unvorhersehbarkeit mich aus der Fassung bringen, sage ich gerne zu Tony: »Da haben wir es wieder, das Leben und das Wetter. Das ist Wind, Mann. Der bläst überall.« Dann kehre ich zu Dogens Versen zurück und erinnere mich daran, dass der Wind, der die bitterste Kälte auf mich weht, den Weg bereitet für etwas Freudiges, das danach kommt.

Ich arbeite daran, Gedanken und Stimmungen als Wind zu behandeln, der in den Geist hinein- und wieder hinausweht. Wir können nicht kontrollieren, welche Gedanken im Geist aufkommen. (Wenn Sie sich selbst befehlen, nicht daran zu denken, ob Sie sich wohl gut genug fühlen werden, um mit der Familie zu Abend zu essen, ist das fast eine Garantie, dass Sie genau daran denken *werden!*) Und Stimmungen sind genauso unkontrollierbar wie Gedanken. Stimmungstiefs stellen sich ungebeten ein, ebenso wie Angst oder Besorgnis. Aber dadurch, dass ich mit dieser Wind-Metapher arbeite, kann ich leidvolle Gedanken und Stimmungstiefs leichter nehmen, denn ich weiß, dass sie bald in eine andere Richtung weitergeblasen werden – und irgendwann geschieht das auch.

Eines Nachts fühlte ich mich so krank, dass ich all die Seiten an Arbeit, die es für dieses Buch schon gab, wegwerfen wollte. Finstere Gedanken. Ein Stimmungstief. Meine Augen füllten sich mit Tränen. Doch statt zuzulassen, dass die Tränen zu Schluchzen wurden, atmete ich tief durch und begann mit der Wetterpraxis. Ich rief mir in Erinnerung, dass Gedanken und Stimmungen kreuz und quer geweht werden und dass auch diese Gedanken gerade weitergeweht würden. Und so war es auch.

Als klar wurde, dass meine Pariser Grippe sich zu einer chronischen Krankheit verfestigt hatte, überlegten Tony und ich, ob es für ihn machbar sei, einen ganzen Monat an einem Retreat teilzunehmen und währenddessen nicht mit mir in Kontakt zu sein, es sei denn, ich riefe in einem Notfall an. Ich wollte unbedingt, dass er fuhr, weil es für mich eine Möglichkeit war, mich als Partnerin zu fühlen, die für sein Wohlergehen sorgte. Das erste Mal fuhr er 2005 und danach jeden Februar. Das Retreat wurde das wichtigste Ereignis im Jahr für ihn. Die Vorbereitungen, die er im Vorfeld traf, waren vergleichbar mit denen vor einem bevorstehenden Orkan. Er brachte Vorräte für einen Monat ins Haus. Er füllte den Kühlschrank mit Essen, das er vorab gekocht hatte. Er traf Vereinbarungen mit Leuten aus der Umgebung, die ich kontaktieren konnte, falls ich Hilfe brauchte. Ich versprach ihm, bei allem, was ich tat, besonders vorsichtig zu sein und ihn heimzuholen, falls ich ihn brauchte.

Für Februar 2009 war ruhiges Wetter vorhergesagt, und alles sah gut aus, trotz meiner Krankheit. Doch zwei Tage nach Tonys Abreise um neun Uhr morgens änderte sich alles in Sekundenbruchteilen. Im einen Moment stand ich noch oberhalb der zwei Stufen, die zu unserem Schlafzimmer herab führten, – und im nächsten wand ich mich in Schmerzen auf dem Schlafzimmerfußboden. Ich war auf den Stufen ausgerutscht und auf meinem rechten Knöchel gelandet.

Als der Schmerz allmählich nachließ, zog ich mich auf das Bett und griff mir umgehend meinen Laptop, um Nachforschungen anzustellen zur der einzigen Frage, die mir durch den Kopf ging: Musste ich zum Arzt gehen? Arzttermine können für chronisch Kranke eine Tortur sein – die Fahrt hin und zurück, die möglicherweise lange Wartezeit, die erforderliche Energie, um effizient mit dem Arzt zu kommunizieren. Es ist so viel leichter, jemanden dabei zu haben, der sich um einen kümmert. Wenn ich zum Arzt muss, fährt Tony mich hin, steht für mich Schlange vor der Anmeldung und begleitet mich zum Untersuchungsraum. Ich lege niemals Arzttermine in den Februar.

Obwohl mein Knöchel schnell anschwoll und sich verfärbte, überzeugte mich meine Internetrecherche, dass ich nur dann zum Arzt gehen musste, wenn ich den Fuß innerhalb von vierundzwanzig Stunden immer noch nicht belasten konnte. Wollte ich etwas außerhalb des Betts erreichen, kroch ich dorthin. Unser Hund Rusty sah dies mit Begeisterung. Er verhielt sich, als sei ich endlich zur Vernunft gekommen und hätte mich seiner Spezies angeschlossen. Es veranlasste ihn zu Freudentänzen, und so stand ich vor der Herausforderung, dafür zu sorgen, dass er in seinem Überschwang nicht auf meinen rechten Fuß trat.

An jenem ersten Tag, als ich mit Schmerzen auf dem Bett lag, dachte ich an die Bemerkung des Meteorologen gegenüber David, dem Wetteransager: »Dave, das hängt vom Zufall ab. Wir tun unser Bestes.« Tony und ich hatten in der Tat unser Bestes getan, um uns auf einen ruhigen Februar vorzubereiten, doch wie wir alle immer wieder feststellen, kann alles jederzeit passieren. Wir können zwar Vorkehrungen treffen, doch die Zukunft vorhersagen zu wollen ist ebenso sinnlos, als wollte man vorab sagen, aus welcher Richtung der Wind wehen wird.

Am nächsten Morgen, als ich meinen rechten Fuß immer noch nicht belasten konnte, fuhr mich unser Freund Richard zum Arzt. Diagnose: Wadenbeinbruch. Die Prognose: Mehrere Wochen lang keine Belastung des Beins; ein so schwerer Gipsverband, dass all meine Energie erforderlich war, um mein Bein zu bewegen; außerdem Krücken und Kriechen, um mich fortzubewegen. Ich hielt noch einen weiteren Tag durch. Trotz der Hilfsangebote anderer erwies sich jedoch die Verletzung zusätzlich zu meiner Krankheit als zu viel. Eines davon hätte ich allein bewältigen können, aber nicht beides. Als ich vor dem abendlichen Zubettgehen für die Strecke zum Bad und zurück zehn Minuten brauchte, obwohl das Bad nur ein paar Schritte entfernt ist, wusste ich, dass ich Tony nach Hause holen musste. Erschöpft sank ich aufs Bett und merkte erst da, dass das Licht über dem Waschbecken im Bad noch brannte – ein Licht, das mir direkt in die Augen schien. Mir blieb nichts anderes übrig, als noch einmal den Weg ins Bad zurückzulegen.

Also kam Tony nach vier Tagen aus seinem ersehnten und für einen Monat geplanten Retreat nach Hause und tauschte seine Rolle des Betreuers mit der eines Kindermädchens. Das Leben und das Wetter – in einem Moment ist alles ruhig und im nächsten fegt ein heftiger Sturm über alles hinweg.

Die Wetterpraxis erinnert uns wirksam an die flüchtige Natur unserer Erfahrung und daran, wie jeder Moment so schnell wie eine Wetterlage aufkommt und wieder vergeht. Eine Woche nach meinem Sturz konsultierte ich einen Orthopäden. Mein Hausarzt vereinbarte den Termin für den Fall, dass eine Operation erforderlich wäre, um eine Platte und Schrauben einzusetzen. Zunächst betrat ein Assistenzarzt das Untersuchungszimmer. Er schaute sich die Röntgenbilder an und meinte, aufgrund der Beschaffenheit des Bruchs und der geschädigten Bänder sei es sehr gut möglich, dass ich eine OP zur Stabilisierung des Bereichs benötigte. Er verließ den Raum, um seinen Befund an den orthopädischen Chirurgen weiterzugeben – und dunkle Sturmwolken zogen auf, als Tony und ich überlegten, wie sich eine OP auf meine Krankheit auswirken würde. Wir erwarteten, dass der Eintritt des Chirurgen von heftigem Regen begleitet sein würde. Doch der kam herein und sagte sofort: »Operieren? Nein, nein, nein! Der Bereich ist stabil. Sie dürfen nur den Knöchel nicht belasten, solange er schmerzt, und Sie brauchen Physiotherapie, um Ihren Bewegungsspielraum zurückzugewinnen.« Blitzartig brach damit die Sonne durch die Wolken. Tony und ich waren begeistert.

Doch als ich eine halbe Stunde später auf dem Bett lag und versuchte, ein bisschen zu schlafen, setzte kalter Nebel ein, als ich dachte: Was spielt es schon für eine Rolle, dass wir solch eine gute Nachricht vom Chirurgen erhalten haben. Selbst wenn ich wieder normal gehen kann, werde ich immer noch den Großteil des Tages krank und ans Bett gefesselt sein, und Tony wird trotz all der Extrapflege, die er mir zuteilwerden lässt, da draußen immer noch ohne meine Gesellschaft auskommen müssen.

In etwas über einer Stunde hatte ich Sturmwolken, drohenden Regen, dann stattdessen das Hervorbrechen der Sonne und nun einen kalten, dichten Nebel durchlebt. Als ich erkannte, wie flüchtig jeder Augenblick ist, konnte ich wieder lächeln, und der letzte Vers des *Diamantsutra* kam mir in den Sinn:

> So sollte dir die ganze vergängliche Welt erscheinen:
> wie ein Stern im Morgengrauen, eine Luftblase im Fluss,
> ein Blitz in einer Sommerwolke, ein flackerndes Licht,
> ein Schatten und ein Traum.

Ich wusste, über kurz oder lang würde die Sonne diesen kalten, dichten Nebel auflösen und ich würde den Duft von Dogens Pflaumenblüten riechen.

Übung des zerbrochenen Glases

Um leichter mit dieser Wahrheit über Unsicherheit und Unvorhersehbarkeit leben zu können, praktiziere ich die sogenannte »Übung des zerbrochenen Glases«. Diese Praxis ist inspiriert von einem Abschnitt in *Food for the Heart* (»Nahrung für das Herz«), einer Sammlung von Lehrreden des thailändischen buddhistischen Mönchs Ajahn Chah. Er unterwies zahlreiche Menschen aus dem Westen in seinem abgelegenen Waldkloster und hat die Form, die dieser Buddhismus aus dem Süden Asiens im Westen angenommen hat, stark beeinflusst. Wie wir später noch genauer sehen werden, erteilt Ajahn Chah wirksame Unterweisungen über Gelassenheit, häufig beschrieben als die Fähigkeit, die Höhen und Tiefen des Lebens mit einem ruhigen, ausgeglichenen Geist durchzustehen.

Hier spricht er über ein Glas:

> Du sagst zum Beispiel: »Zerbrich mein Glas nicht!« Könnt ihr es verhindern, dass etwas Zerbrechliches zerbricht? Wenn es jetzt nicht zerbricht, dann zerbricht es eben später. Wenn ihr es nicht zerbrecht, dann wird es jemand anders tun. Wenn jemand anders es nicht zerbricht, dann wird es eines der Hühner tun! ... Wenn [wir] diese Wahrheit durchschauen, dann sehen [wir], dass dieses Glas bereits zerbrochen ist ... Der Buddha sah das zerbrochene Glas im unversehrten. Wenn ihr dieses Glas benutzt, müsst ihr immer darüber nachsinnen, dass es bereits zerbrochen ist. Wenn seine Zeit um ist, wird es zerbrechen. Benutzt das Glas, geht sorgfältig damit um, bis es euch dann eines schönen Tages aus der Hand rutscht. Kein Problem. Warum gibt es kein Problem? Ihr saht bereits dessen Zerbrochensein, bevor es zerbrach.

Ich wende die Praxis des zerbrochenen Glases ständig an. Der Buddha lehrte, dass alles, was entsteht, der Veränderung, dem Verfall und der Auflösung unterworfen ist. Wenn Tony und ich also etwas zerbrechen oder der Strom ausfällt oder die Telefonleitung tot ist, weil die Eichhörnchen in der Nachbarschaft wieder an den Drähten genagt haben, dann versuchen wir zu lachen und sagen: »Ach, es war ja schon kaputt.«

Als Metapher hat mir die Praxis des zerbrochenen Glases geholfen, eine der Folgen des Krankseins zu akzeptieren, die – wie mir meine Online-Streifzüge sagen – auf der »Top-Ten-Liste der schwierigsten Umstellungen« aller chronisch Kranken steht: Die Aktivitäten, die uns die größte Freude machen, sind auch diejenigen, die unseren Zustand verschlechtern. Diese bittere Pille war für mich schwer zu schlucken, und manchmal fällt mir das auch jetzt noch schwer.

Zu diesen Aktivitäten gehört vieles, angefangen bei festlichen Abendessen bis hin zu besonderen Ereignissen wie Hochzeiten. Längere Zeit aufrecht sitzen müssen, versuchen, sich in einem Raum voller Lärm auf ein Gespräch zu konzentrieren, und das Gefühl haben, die Veranstaltung nicht verlassen zu dürfen (oder nicht die Hilfsmittel zur Verfügung zu haben, um sie zu verlassen), obwohl unser Körper förmlich danach schreit, sich hinzulegen, sind nur einige Charakteristika dieser Aktivitäten, die die Symptome chronisch Kranker verschlimmern. Selbst Gesunde finden solche Zusammenkünfte erschöpfend und brauchen ein oder zwei Tage, um sich zu erholen; darum überrascht es kaum, dass sie eine solch verheerende Wirkung auf Menschen haben, die bereits krank sind.

Am Ende des Buches finden Sie eine Anleitung mit mehreren Übungen, die helfen können, sich auf diesen sehr schwierigen Aspekt der Unbeständigkeit einzustellen – auf eine unerwartete Veränderung im Leben, die uns plötzlich daran hindert, an Aktivitäten teilzunehmen, die vorher zu unseren größten Freuden zählten. Hier kann die Praxis des zerbrochenen Glases besonders hilfreich sein. Es tröstet mich, wenn ich mich darauf besinne, dass meine Fähigkeit, an diesen Aktivitäten teilzunehmen, bereits zerbrochen war, in dem Sinne, dass diese Veränderung in meinem Leben an einem bestimmten Punkt jeden befallen wird und dass dies aller Wahrscheinlichkeit nach überraschend geschehen wird. Und bei mir geschah es eben auf diese Weise und zu diesem Zeitpunkt.

Dann denke ich über Unbeständigkeit nach – über die Tatsache, dass jeder Aspekt meines Lebens ungewiss, unvorhersehbar und fortwährend im Wandel ist. Und schließlich achte ich, wie Ajahn Chah, auf jeden Moment, schätze den Wert dessen, was ich noch tun *kann*, in dem Bewusstsein, dass alles sich von einem Augenblick zum nächsten ändern kann.

5
Wer ist krank?

Ich bin, wie die Systemtheoretiker mich sehen gelehrt haben,
ein »Durchfluss«; ein Durchfluss von
Materie, Energie und Information.
Joanna Macy

Bevor ich krank wurde, hatte ich das Glück, an mehreren Retreats am Spirit Rock Center teilzunehmen, die unter anderem von der Theravada-Lehrerin Kamala Masters geleitet wurden. Bei einem Retreat im Jahr 2000 erzählte sie uns eine Geschichte über ihren Wurzellehrer, Munindra-ji, der in Indien lebte.

Munindra-ji wollte schon immer einmal die heiligen Stätten des Buddhismus besichtigen. Er war inzwischen schon recht betagt, daher reiste Kamala mit einigen Freunden nach Indien, um ihn zu einigen dieser Stätten zu bringen. Eines Tages warteten sie an einem Bahnhof. Der Zug hatte fünf Stunden Verspätung. Es war glühend heiß. Sie hatten nichts zu essen dabei. Einen Warteraum gab es nicht. Das Gleis, an dem der Zug halten sollte, wechselte ständig, sodass sie immer wieder aufstehen und herumlaufen mussten. Munindra-ji setzte sich an jeder neuen Stelle hin und legte den Kopf auf seinem Arm ab. Er wirkte so schwach und gebrechlich, dass Kamala sich wegen seines Befindens Sorgen machte, zumal sie selbst und ihre Freunde die Situation schon kaum ertrugen. Schließlich fragte sie ihn, ob alles in Ordnung sei. Er antwortete: »Hier ist Hitze, aber mir ist nicht heiß. Hier ist Hunger, aber ich bin nicht hungrig. Hier ist Ärger, aber ich ärgere mich nicht.«

Diese Geschichte von Kamala fiel mir eines Tages wieder ein, nachdem ich krank geworden war und im Bett lag. Ich sagte mir also innerlich: »Hier ist Krankheit, aber ich bin nicht krank.« Die Aussage ergab für mich keinen Sinn. Inspiriert von der Geschichte, fuhr ich dennoch fort und wiederholte immer wieder: »Hier ist Krankheit, aber ich bin nicht krank.« Nach einigen Minuten erkannte ich: »Natürlich! Es ist zwar Krankheit im Körper, aber *ich* bin nicht krank.«

Es war eine Offenbarung und ein großer Trost. Nach einiger Zeit beschloss ich jedoch, das Ganze noch tiefgehender zu ergründen. Dabei kam die Frage auf: »Wer ist dieses ›Ich‹, das nicht krank ist?« Diese Frage führte mich zu Überlegungen über *Anatta* bzw. darüber, dass »kein festes, unveränderliches Ich« existiert. Die Lehre des Buddha über das nicht festgefügte Ich war (und ist immer noch) revolutionär. In ihr liegt im Wesentlichen sein Bruch mit der Religion, in die er hineingeboren worden war, dem Hinduismus. Natürlich müssen wir, um mit anderen zu kommunizieren, konventionelle Begrifflichkeiten verwenden, wie »ich, mich, mein«. Wenn ich nicht bereit bin, die Bezeichnung »Toni Bernhard« zu verwenden, erhalte ich weder einen Führerschein noch eine Berufsunfähigkeitsuntersuchung. Und wie in diesem Absatz werde ich im ganzen Buch auch weiterhin Begriffe verwenden, die auf ein Ich bzw. Selbst bezogen sind. Aber ich kann das Wort »ich« verwenden und dennoch, selbst wenn das Wort dem Geist entspringt, über Fragen nachsinnen wie: »Wer bin ich? Was ist Toni Bernhard? Ist Toni Bernhard eine feststehende körperliche und geistige Entität mit einer innewohnenden Ich-Existenz, oder ist Toni Bernhard eine Bezeichnung, die einer sich unaufhörlich wandelnden Konstellation von Eigenschaften gegeben wird?« Es ist lohnend, dem einmal nachzugehen – für uns alle.

Wir alle haben ein vages oder sogar ein ganz spezifisches Gefühl des »Ich bin«. Und dieses Gefühl bringt den Geist dazu, sich die Existenz eines dauerhaften, unveränderlichen Ich oder einer Seele vorzustellen, um die unser ganzes Leben kreist. Joseph

Goldstein und Jack Kornfield drücken dies in ihrem Buch *Einsicht durch Meditation. Die Achtsamkeit des Herzens* wunderbar aus:

> So wie wir unseren Körper durch Training oder mangelndes Training prägen, so prägen wir auch unseren Geist. Alle Geisteszustände, Gedanken und Emotionen, die wir wiederholt erfahren, werden stärker und damit zu einer Gewohnheit. Wenn wir davon sprechen, dass wir Persönlichkeiten seien, so bedeutet dies, dass wir eine Ansammlung aller von uns entwickelten Tendenzen unseres Geistes sind, eine Summe der speziellen Energiekonfigurationen, die wir entwickelt haben.

Denken Sie einmal daran zurück, wer Sie vor zehn Jahren waren. Der Teil Ihrer Persönlichkeit, der seit damals bis heute beständig erscheint, ergibt sich nicht aus irgendeinem beständigen Gebilde, das von einem Moment auf den nächsten übertragen worden ist, sondern daraus, dass jeder Moment vom vorhergehenden bedingt wird. Sie können kein beständiges Ich identifizieren, das zehn Jahre lang von damals bis heute fortbestanden hat. »Ich« ist ein Gedanke und ein Gefühl, an dem so eisern festgehalten wird, dass die Erfahrung einer feststehenden Person real zu sein scheint.

Denken Sie sich ein Fahrrad. Es ist lediglich eine vorübergehende Zusammenstellung aus Stahl, Plastik und menschlicher Intelligenz in einer speziellen Kombination, die wir der Einfachheit halber als »Fahrrad« bezeichnen. Es gibt da kein innewohnendes »Fahrradsein«. Dasselbe gilt für die Menschen. Es gibt keine unveränderliche, beständige Person (»Toni Bernhard«), die unabhängig vom Aufkommen und Vergehen körperlicher und geistiger Aktivität – Aktivität, die von vorhergehenden Ursachen bedingt wird – als separate Einheit existiert. Kein geistiges oder körperliches Phänomen existiert unabhängig von den Bedingungen, die es hervorrufen. Diese Sichtweise steht im Gegensatz zu der von Religionen, die ein unwandelbares, ewiges Wesen oder eine spirituelle Essenz jenseits von Ursache und Wirkung postulieren. Wie Steven Collins in *Selfless Persons* (»Ichlose Personen«)[1] sagt: »Eine ›Person‹ ist nichts weiter als eine temporäre Ansammlung von Teilen.«

Diese Wahrheit, dass es kein festes, unveränderliches Ich gibt, hat mir enorm geholfen, seit ich chronisch krank bin. Haben wir nicht alle irgendwann einmal gedacht: Könnte ich doch nur einmal mir selbst entkommen! Intuitiv wissen wir, welch eine Erleichterung es wäre, »ich, mir, mein« aus der Gleichung nehmen zu können. Kein Ich zu erleben befreit von einer Last und bringt ein Gefühl der Weite und Freiheit in den Alltag.

Unbeständigkeit zu erkennen kann uns helfen, die Erfahrung des Nicht-Ich zu machen. Joseph Goldstein sagte einmal bei einem Retreat, an dem ich teilnahm, dass Geist und Körper sich zwar substanziell, fest und solide anfühlen, doch wenn wir genau hinsehen, ist da nichts Fassbares. »Wo ist die Stimmung, in der ihr vor fünf Minuten wart?«, fragte er. »Wo ist der Gedanke, den ihr vor ein paar Sekunden hattet? Wo ist das wissende Experten-Ich von vor zwei Stunden?« Er schlug als Antwort vor: »Fort!« Als ich über seine Worte nachsann, sah ich diese Stimmung, diesen Gedanken, diesen Experten als etwas, das nur kurzzeitig im Geist aufkommt.

Joseph erklärte weiter, dass wir solche kurzfristig aufkommenden Dinge nehmen und zusammenschnüren, sodass sie sich bald wie etwas Festes anfühlen. Auch darüber sann ich nach. Ah, ja, dachte ich, ich schnüre meine Gedanken zusammen und fühle mich dann als dieses beständige Gebilde »Toni Bernhard«. Joseph forderte uns auf, für uns herauszufinden, ob wir dieses Gebilde

---

1 Hier und im Folgenden steht die Übersetzung des jeweiligen Buchtitels direkt dahinter, wenn das Buch nicht in deutscher Übersetzung erhältlich ist. (Anm. der Lektorin)

kontrollieren konnten, indem wir ihm Befehle gaben wie »Lass mich nur angenehme Stimmungen haben« oder »Lass mich nicht solche Rückenschmerzen haben!« Ich versuchte es, konnte aber weder Geist noch Körper dazu bringen, meinen Befehlen zu gehorchen. Das, was im Leben geschieht, entsteht aus Bedingungen bzw. Voraussetzungen heraus, nicht durch ein »Ich«, das die Zügel in der Hand hielte.

Diese Lehre mag manchen beunruhigend erscheinen, doch ich hoffe, Sie finden sie, ebenso wie ich, befreiend. Es gefällt mir, absichtlich zu denken: »Ich bin Toni Bernhard« und dann darüber nachzusinnen, ob es wirklich stimmt. Andere *nennen* mich »Toni Bernhard«, und ich reagiere darauf. (Ich erhebe mich zum Beispiel vom Wartezimmerstuhl in der Arztpraxis, wenn diese beiden Wörter gerufen werden!) Aber dennoch kann ich nichts Festgefügtes, Unwandelbares, Dauerhaftes finden. Es gibt keine Toni Bernhard. Und das ist in Ordnung. Das Leben ist ein Prozess und wird seinen ihm eigenen Lauf nehmen, welcher auch immer das ist.

Die Kontemplation über die Frage »Wer bin ich?« kann uns also helfen, die Erfahrung des »Nicht-Ich« zu machen. Diese Frage ist ein Hilfsmittel, das von westlichen Philosophen und östlichen Mystikern gleichermaßen angewandt wird, obwohl beide vielleicht unterschiedliche Antworten darauf geben. In *The Only Dance There Is* (»Der einzige Tanz, den es gibt«) erörtert der spirituelle Lehrer Ram Dass beispielsweise die unterschiedlichen Ansätze des Westens und des Ostens, an diese Frage heranzugehen. Er verglich Descartes' »Ich denke, also bin ich« mit der Formulierung »Ich denke, aber ich bin nicht meine Gedanken«, die eher dem *Anatta-Konzept* entspricht.

Bei einem Indienaufenthalt im Jahr 1967 wurde Richard Alpert Schüler des Hindu-Weisen Neem Karoli Baba, der ihm den Namen Ram Dass gab. Neem Karoli Baba hielt keine formalen Vorträge. Er erzählte Geschichten und richtete manchmal nur wenige Worte an eine(n) Schüler(in), bevor er ihn oder sie wieder fortschickte. Vor vielen Jahren las ich einmal ein Interview mit Ram Dass. Er berichtete darin, er habe, als er sich auf seine Rückkehr in die Vereinigten Staaten vorbereitete, Neem Karoli Baba gefragt, welche Lehre er mit nach Hause nehmen solle. Der Weise sagte ihm, er solle einfach immer wieder fragen »Wer bin ich?«, wenn er seinen täglichen Verrichtungen nachgehe. Zen-Meister verwenden diese Frage ebenfalls als *Koan* und geben sie Schülern, um darüber zu meditieren.

Also: *Wer bin ich?*

Bin ich mein Körper?

Nein. Wäre ich mein Körper, dann würde er meiner Anweisung gehorchen, nicht krank zu sein.

Bin ich mein Geist?

Nein. Wäre ich mein Geist, dann würde er meinem Befehl gehorchen, sich nicht um Dinge zu sorgen.

Wer bin ich?

In dem Epigramm, das diesem Kapitel vorangestellt ist, beantwortet Joanna Macy die Frage so: »Ich bin ein Durchfluss von Materie, Energie und Information.« Das ist vielleicht nicht die Antwort, die Sie geben würden, doch die Frage im Sinn zu behalten ist hilfreich, um das Gefühl eines feststehenden, permanenten Ich aufzubrechen, das zu festgelegten (und begrenzenden) Identitäten führt, wie »Ich bin eine Kranke« oder »Ich bin Pfleger eines Kranken«. Solche festgelegten Identitäten abzuwerfen eröffnet Möglichkeiten, die Welt mit anderen Augen zu sehen. Die Antwort auf »Wer bin ich?« ist immer noch ein Mysterium für mich – und ich bin damit zufrieden. Geheimnisse sind fesselnd und faszinierend und in diesem Fall auch ziemlich befreiend.

In den Himmel schauen

Um mich selbst dabei zu unterstützen, die Erfahrung der »Ichlosigkeit« zu machen, setze ich eine Praxis aus der Dzogchen-Tradition des tibetischen Buddhismus ein: das In-den-Himmel-Schauen. Ich lege mich in meinen Garten, schaue zum Himmel auf und entspanne den Blick. Nach einer Weile stellt sich die wohltuende Erfahrung von Offenheit und Weite ein. Jegliche Vorstellung eines gesonderten Ich – körperlich oder geistig – löst sich auf. Vielleicht ist da ein Geräusch oder das Spüren einer vorüberwehenden Brise oder ein Gedanke, der aufkommt, doch all das ist nur Energie, etwas Durchfließendes. Obwohl diese Weite vielleicht nur wenige Sekunden andauert: In diesen Sekunden gibt es keine Toni Bernhard.

Selbst wenn die Illusion einer Toni Bernhard als etwas Festgefügtes, Abgesondertes dann aufs Neue aufkommt (wie es letztendlich immer geschieht), waren diese wenigen Sekunden ohne sie so befreiend, dass ich eine Weile ein heiter-gelassenes Leuchten um mich spüre. Nach und nach schwindet das Leuchten dann wieder und die Identitäten beginnen, sich wieder übereinanderzuschichten: ehemalige Dekanin und Juraprofessorin, Ehefrau, Mutter, Hundebesitzerin, Kranke. Aber ich kann immer wieder in den Himmel schauen.

Liege ich im Bett, dann variiere ich das In-den-Himmel-Schauen, besonders während der Nacht, wenn ich aufgrund der Krankheitssymptome nicht schlafen kann. Ich schließe dann die Augen und verschiebe ganz bewusst meinen Fokus, ziehe die Aufmerksamkeit also ab von der Wahrnehmung dieser unangenehmen körperlichen Empfindungen, indem ich meine Pupillen aufwärts in Richtung Scheitelpunkt des Kopfes drehe. Das signalisiert, dass ich eine Bewusstseinsveränderung eingeleitet habe, die dem In-den-Himmel-Schauen entspricht. Und schon bald fallen die Identitäten nach und nach von mir ab, einschließlich der Identität »die Kranke«. Der Körper wird als pulsierende Materie wahrgenommen, strotzend vor Energie, und der Geist als ein Kanal für ein- und ausströmende Informationen.

»Kein Ich, kein Problem«, lautet eine buddhistische Redewendung. Und alles ist in Ordnung, so wie es ist – auch die Krankheit und alles andere.

Freude und Liebe finden

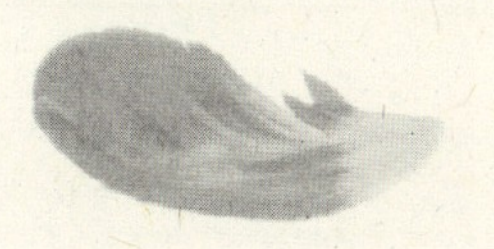

6
Freude finden in dem Leben, das man nicht mehr führen kann

Wir sollten vollkommene Existenz
durch unvollkommene Existenz finden.
Shunryu Suzuki

Wie in vielen Traditionen, deren spirituelle Lehren von Generation zu Generation in mündlicher Form überliefert werden, wurden auch die Lehren des Buddha oft in Listen weitergegeben: die Vier Edlen Wahrheiten oder der Achtfache Pfad, von denen auch viele Menschen schon einmal gehört haben, die sich noch nie eingehender mit dem Buddhismus befasst haben. Listen funktionieren, weil durch sie die Lehren leichter im Gedächtnis behalten werden. Dennoch machen sich Buddhisten gerne über die erstaunliche Anzahl von Listen lustig wie auch darüber, dass zahlreiche Konzepte auf mehreren Listen auftauchen. Unabhängig davon, welche Liste wir als Einstieg in die Lehren nehmen, gelangen wir schon sehr bald zu den Kernlehren: der Tatsache, dass es Leiden in unserem Leben gibt, und den Praktiken, die durch Erwachen und Befreiung zur Beendigung dieses Leidens führen.

Für mich ist die schönste Liste die der vier *Brahmaviharas*, oft übersetzt als »Die vier himmlischen Verweilzustände« oder »Die vier Unermesslichen«, oder im Englischen auch als die vier *»sublime states«* (»sublime Zustände«). Ich mag die Lexikondefinition von »sublim«: »So ehrfurchtgebietend schön, dass es schon himmlisch erscheint«. Einfach ausgedrückt sind es Geisteszustände, die wir vernünftigerweise entwickeln sollten, weil sie der »Aufenthaltsort« eines erleuchteten Geistes sind. Auf Pali bedeutet *Vihara* tatsächlich auch »Wohnstätte, Ort des Verweilens«.

Die vier *Brahmaviharas* sind:

Metta – Liebende Güte; für andere und uns selbst Gutes wollen
Karuna – Mitgefühl; sich denjenigen zuwenden, die leiden, uns selbst eingeschlossen
Mudita – Mitfreude; sich mit anderen freuen
Upekkha – Gleichmut, Gelassenheit; ein Geist, der in allen Lebensumständen im Frieden ist

Neem Karoli Baba sagte seinen Schülern oft: »Werft nie jemanden aus eurem Herzen«, und das schließt natürlich uns selbst mit ein. Dieser eine wirkungsvolle Satz umfasst alle Vier Himmlischen Verweilzustände. Lediglich seine Worte würde ich etwas abmildern, indem ich dieselbe Absicht formuliere wie der Zen-Lehrer Robert Aitken, wenn er die buddhistischen Vorschriften, den Kodex ethischen Verhaltens, rezitierte – er begann die Rezitation mit: »Ich nehme mir vor, die Praxis ... auszuführen.« Diese Formulierung gefällt mir, weil Worte wie »nie« und »ihr dürft/sollt nicht ...« uns unter Umständen von vornherein zum Scheitern verurteilen. Ich werde zwar nicht immer in der Lage sein, die Vier Himmlischen Verweilzustände zu kultivieren, doch ich gelobe, dass ich die Praxis angehen werde, sie zu entwickeln – die Praxis, niemanden aus meinem Herzen zu werfen.

Lassen sie uns unsere Erkundung dieser Himmlischen Verweilzustände mit der Betrachtung der Mitfreude beginnen. Danach wollen wir uns den anderen drei Zuständen zuwenden. *Freude an der Freude anderer* zu kultivieren war zentral, um mich mit dem Leben zu arrangieren, das ich nicht mehr führen kann. Ohne diese Praxis würde ich in Neid versinken. Weil wir chronisch Kranke in unseren Aktivitäten so eingeschränkt sind, ist es für uns schwierig, Menschen nicht zu beneiden, die ihr Leben einfach wie eh und je weiterführen. Manche von uns müssen zu Hause bleiben, unfähig, zusammen mit der Familie oder mit Freunden ins Kino zu gehen, eine Radtour zu machen, Hochzeiten und andere besondere Ereignisse zu feiern oder in Urlaub zu fahren. Noch nicht einmal ein kurzer Abstecher in den Supermarkt, um einen Liter Milch zu kaufen, ist möglich. Selbst diejenigen, die ans Haus gefesselt sind, müssen mit ihren Kräften haushalten, können zum Beispiel nicht spontan jemanden besuchen oder mit der Familie und Freunden essen gehen. Solche Einschränkungen betreffen unter Umständen auch die Betreuer, denn auch sie müssen oft auf liebgewonnene Aktivitäten verzichten, weil ihr Angehöriger Fürsorge braucht oder weil solche Aktivitäten allein keinen Spaß machen. Tony findet es schwierig, Hochzeiten und ähnliche Veranstaltungen zu genießen, wenn ich nicht dabei bin, um das Erlebnis mit ihm zu teilen und hinterher darüber zu reden.

Neid kommt also leicht auf in der Welt der chronisch Kranken und derjenigen, die für sie sorgen. Er kann so überwältigend sein, dass es sich anfühlt, als würde er uns bei lebendigem Leibe auffressen – und manchmal war es für mich so. Neid ist ein Gift, das jegliche Chance, geistig friedvoll und gelassen zu sein, verdrängt. Überdies verstärkt der durch den Neid verursachte emotionale Stress unsere körperlichen Symptome. Das überrascht kaum, denn der Buddhismus definiert ein Gefühl als einen Gedanken plus eine körperliche Reaktion auf diesen Gedanken.

Zum Glück ist *Mudita* ein wirkungsvolles Mittel gegen das Gift des Neides. Nachdem ich erkrankt war, brauchte ich lange, um diesen Himmlischen Verweilzustand leicht kultivieren zu können. Zuerst war das Üben von *Mudita* ein reiner Willensakt. Ich hörte, dass Bekannte an die Mendocino-Küste fuhren – früher einer der Lieblingsorte von Tony und mir –, und schon hob der Neid sein hässliches Haupt. Ich rief mir die *Mudita*-Praxis ins Gedächtnis und versuchte, mich für meine Bekannten zu freuen. Leise sagte ich: »Es ist so schön, dass sie das Meer sehen«, doch ich sagte es mit zusammengebissenen Zähnen. Es fühlte sich an wie vorgetäuschtes *Mudita*. Dennoch blieb ich bei meiner Praxis, und langsam, ganz allmählich, wurde aus vorgetäuschtem *Mudita* echtes *Mudita*.

Und das ist der springende Punkt: Dadurch, dass wir eine Praxis weiterführen, obwohl sie vielleicht künstlich oder vorgetäuscht wirkt, ist es immer noch möglich, dass diese Praxis Eingang in unser Herz, unseren Geist und unseren Körper findet. Dadurch ändert sich unsere konditionierte Reaktion von einer schmerzerfüllten (in diesem Fall Neid) in eine heilsame (in diesem Fall Freude). Ich praktizierte *Mudita* weiterhin, auch wenn ich das Gefühl hatte, es sei nur vorgetäuscht, denn als ich erstmals die Praxis der liebenden Güte (*Metta*) lernte, ein weiterer Himmlischer Verweilzustand, wurde mir gesagt, ich solle immer weiter liebende Güte an mich und andere schicken, auch dann, wenn es nicht der aufrichtige Ausdruck dessen war, was ich in jenem Augenblick empfand. Die Praxis wird trotzdem ihre Wirkung entfalten, erfuhr ich. Also blieb ich beharrlich und kultivierte vorgetäuschte »Freude an der Freude anderer«, in der Hoffnung, dass ein echtes Gefühl daraus entstehe. Und so war es dann auch.

Wenn ich heute höre, dass jemand zu einer Hochzeit fährt, eine Reise unternimmt oder die Familie besucht, gelangt mein Geist ganz natürlich zu einem Gefühl der Mitfreude. Natürlich habe ich gelegentlich einen »Rückfall«, und quälender Neid stellt sich erneut ein. Weil ich jedoch daran gearbeitet habe, mich mit anderen zu freuen, selbst wenn es nicht meinen wahren Gefühlen entspricht, dauert es nicht lange, und der Schmerz des Neides lässt nach – und sogar der Neid selbst. Das hat eine enorme Last von mir genommen, denn als Ursache für selbst zugefügtes Leid können nur wenige Geisteszustände mit dem Neid mithalten.

Als ich das Haus nicht mehr verlassen konnte und in meinen Aktivitäten plötzlich massiv eingeschränkt war, sollte meine anfängliche Absicht, mich auf *Mudita* zu konzentrieren, mich eigentlich nur dabei unterstützen, durch Neid hervorgerufenes Leid zu lindern. Doch zu meiner Überraschung nahm die Wirkung dieser Praxis nach Monaten des Übens eine andere Richtung, sodass die Freude, die ich empfand, nicht mehr nur die Freude war, die aus der Verbindung mit der Freude anderer erwuchs, sondern zu einer inneren Freude wurde, als sei ich selbst an diesen schönen Aktivitäten beteiligt. Wenn Tony also die Stadt verlässt, um unsere Kinder und Enkel zu besuchen, dann empfinde ich nicht nur Mitfreude über *seine* Freude, bei ihnen zu sein, sondern es ist, als sei er für uns beide dort – und so bin auch ich voller Freude.

Der Weg dorthin war jedoch ganz und gar nicht mühelos. Als Tony anfangs von seinem Handy aus anrief, wenn er und unsere Enkelin Malia auf Abenteuersuche in Los Angeles unterwegs waren – im California Science Center, einem Wissenschaftsmuseum; am Santa Monica Pier oder bei den Teergruben von La Brea mit ihren Fossilien –, kam Neid in mir auf und schloss mich ein wie der Teer in den Gruben. Ich *hasste* es, nicht dabei sein zu können, hasste es, dass ich nicht in der Lage war, den Traum, den ich gehegt hatte, zu verwirklichen: eine unternehmungslustige Großmutter zu sein, Malia in meiner Geburtsstadt herumzuführen und ihr alles zu zeigen. Doch wie so oft während meiner Krankheit, kamen mir die Lehren des Buddha zu Hilfe. Auch hier war es anfangs, als Tony von einem dieser Orte anrief und ich Malia im Hintergrund schwatzen oder kichern hörte, ein reiner Willensakt, *Mudita* zu entwickeln. Doch inzwischen freue ich mich auf diese Anrufe. Ich höre die Freude, die aufgrund ihrer engen Beziehung von beiden ausgeht, und das vermittelt mir eine tiefe und ganz und gar echte Freude.

Mitfreude zu kultivieren ist eine ständige Herausforderung. Sobald ich neue Interessen finde, denen ich nachgehen möchte, eröffnen sich Möglichkeiten, die ich nicht nutzen kann. So bin ich zum Beispiel ein Opernfan geworden und höre sie mir auf dem Bett liegend an, doch ein Besuch in der Met wird mir wohl auch in Zukunft nicht vergönnt sein. Ich kann noch nicht einmal die

Oper von Sacramento besuchen, obwohl sie nur eine halbe Stunde entfernt ist. Ohne *Mudita*-Praxis würde der Neid mich übermannen. Stattdessen freue ich mich für diejenigen, die sich die Oper live auf der Bühne ansehen können. Und die Freude, die ich für sie empfinde, steigert meine eigene Freude, wenn ich CDs anhöre oder mir eine Oper auf DVD ansehe.

Der Buddha machte uns ein großes Geschenk, als er beschrieb, wie *Mudita* entwickelt wird. Ich wandle Shunryu Suzukis Worte zu Beginn dieses Kapitels etwas ab: *Mudita* hat es mir ermöglicht, eine vollkommene Existenz zu finden – obwohl meine körperliche Gesundheit bei Weitem nicht vollkommen ist.

7
Körper, Geist und Herz zur Ruhe bringen

Weht leise, ihr Winde,
Sanft schaukle die Welle,
Seid freundlich und linde
Ihr wogenden Fluten,
Seid hold ihrer Fahrt!
Aus Mozarts Così fan tutte

Metta, liebende Güte, ist der Akt, sich selbst und anderen Gutes zu wünschen. Man legt einige Sätze für sich fest und rezitiert sie innerlich immer wieder. Die Sätze können sich auf einen selbst, auf alle anderen oder auf bestimmte einzelne Personen beziehen.

Hier die Sätze, die ich einmal in den frühen Neunzigern für meine *Metta*-Praxis festgelegt habe:

Möge ich im Frieden sein.
Möge ich die Leichtigkeit des Wohlbefindens erfahren.
Möge ich das Ende des Leidens erlangen …
und frei sein.

Diese vier Sätze haben nichts Magisches an sich. Ihr Rhythmus und die Bedeutung funktionieren einfach gut bei mir. »Leichtigkeit des Wohlbefindens« ist ein Ausdruck, den ich zuerst von der »*Metta*-Meisterin« Sharon Salzberg gehört habe, deren Buch *Metta Meditation – Buddhas revolutionärer Weg zum Glück* eine der besten Beschreibungen von *Metta* und der anderen *Brahmaviharas* (Himmlischen Verweilzustände) ist. Ich mag diese Formulierung, weil sie *Metta* auf unsere alltägliche Erfahrung in jedem einzelnen Moment lenkt. Es ist, als sagte ich: »Möge ich die Leichtigkeit des Wohlbefindens erfahren, wenn ich dusche ... wenn ich diese Mahlzeit einnehme ... und selbst dann, wenn ich krank und müde bin und Schmerzen habe.«

Nachdem man verschiedene Sätze für sich ausprobiert hat, ist es am besten, sich auf eine Version festzulegen. Der genaue Inhalt der von Ihnen ausgewählten Sätze ist nicht so wichtig, solange dadurch gute Wünsche ausgedrückt werden. Es ist der Akt an sich, auf die Bedeutung der Sätze zu hören und sie zu betrachten, während Sie sie wiederholen, der mit der Zeit Körper, Geist und Herz beruhigt. Heute brauche ich nur noch innerlich zu sagen: »Möge ich im Frieden sein«, damit eine Entspannungsreaktion in meinem Geist und Körper ausgelöst wird – beide wissen, was danach kommt! Manchmal ziehe ich mich als Subjekt da vollkommen raus, liege nur im Bett und wiederhole: »Im Frieden, Leichtigkeit des Wohlbefindens, Ende des Leidens, frei.«

Der Ausdruck »Ende des Leidens« sollte von der Ersten Edlen Wahrheit her bekannt sein. Erinnern Sie sich: Der Buddha hat gesagt, er habe zwei Dinge gelehrt, nämlich *Dukkha* und die Beendigung von *Dukkha*. Als meine Gesundheit nicht zurückkehrte, legte ich mich ins Bett und lenkte *Metta* auf mich selbst. Bei dem Satz »Möge ich das Ende des Leidens erlangen« wurde mir eines Tages bewusst, dass ich mir wünschte, mich nicht mehr krank zu fühlen – dass das körperliche Missbehagen *wegginge*, dass ich *nicht mehr krank* wäre. Aber natürlich brachte der Wunsch nach etwas, dass sich meiner Kontrolle entzog, nur noch mehr Leid. Und da wurde mir klar, dass der Großteil meines Leidens nicht vom physischen Unbehagen der Krankheit herrührte, sondern daher, dass mein Geist darauf mit Gedanken reagierte wie: »Ich will nicht krank sein«; »Ich hasse diese körperlichen Beschwerden«; »Was, wenn ich nie wieder meiner Arbeit nachgehen kann?« Etwas veränderte sich in mir, und das Ende des Leidens, das ich mir wünschte, wurde nun zum Ende des Leidens *im Geist*. Ich konnte an den Schluss all meiner gewählten Sätze »im Geist« anfügen, ob ich sie nun auf mich oder auf andere richtete. Dieser Fokus auf dem Geist entspricht dem, was der Buddha meinte, als er von der »Beendigung des Leidens« sprach.

Obwohl ich mich für meine grundlegende *Metta*-Praxis auf die obigen Sätze festgelegt habe, verwendete ich hin und wieder auch andere Worte. Während des Retreats im Juli 2001, das ich bereits beschrieben habe, schleppte ich mich zu einem Vortrag von Kamala Masters, denn obwohl ich so krank war, liebte ich ihre ruhige, gelassene Präsenz und hielt mich sehr gerne in ihrer Nähe auf. An jenem Abend schloss sie ihren Vortrag mit diesem *Metta*-Satz, den sie an uns richtete: »Ob krank oder gesund, möge dein Körper ein Fahrzeug zur Befreiung sein.« Das sprach mich sofort an! Ich ersetzte zwar nicht einen meiner Sätze durch diesen, doch wenn ich im Bett liege, wiederhole ich manchmal still für mich: »Möge dieser Körper, obwohl er krank ist, ein Fahrzeug zur Befreiung sein.«

Metta-Sätze können auch eine wirksame Vergebungspraxis sein. Ich kann beispielsweise für mich wiederholen: »Sei friedlich, lieber Körper, der du so schwer arbeitest, um mich zu unterstützen.« Wenn ich einen Satz mit dieser Empfindung wiederhole, vergebe ich auch mir selbst, dass ich krank geworden bin. Mein Körper kann nichts dafür, dass ich krank bin. Er tut, was er kann, um mein Leben zu unterstützen.

Traditionell werden *Metta*-Sätze auf verschiedene Gruppen bezogen. Man beginnt bei sich selbst und geht dann nach und nach über zu denjenigen, für die man am leichtesten Gefühle der liebenden Güte aufbringen kann, bis hin zu jenen, bei denen es am schwersten fällt.

Zuerst richtet man die Sätze an sich selbst. Das öffnet das Herz für die Praxis. Es ist schwierig, liebende Güte für andere Menschen zu entwickeln, wenn man sich selbst keine freundlichen Gefühle entgegenbringt. Nach einer Weile bezieht man die

Sätze auf jemanden, dem man dankbar ist oder der sich als großzügig erwiesen hat. Dann folgt jemand, über den man keine spezielle Meinung hat (zum Beispiel der Briefträger oder eine Kassiererin im Supermarkt). Schließlich wiederholen wir die Sätze für jemanden, dessen Name bereits Zorn, Verurteilung und andere Geisteszustände, die in uns Leid verursachen, hervorrufen kann.

Ziel der *Metta*-Praxis ist es, auf diese Weise liebende Güte zu kultivieren, bis sie zu einem Geisteszustand wird, der sich mühelos einstellt. An diesem Punkt werden Sie es immer natürlicher finden, allen Lebewesen mit Freundlichkeit und Güte zu begegnen. Einer der wirksamsten Aspekte dieser Praxis ist es, liebende Güte auf eine Person auszurichten, die einem Schwierigkeiten bereitet. Es kann ein Familienmitglied sein, ein Arzt, der Ihre Krankheit nicht ernst nimmt, oder sogar eine Person der Öffentlichkeit, mit der Sie nicht einverstanden sind. Jemandem, der Ihnen ein Dorn im Auge ist, zu wünschen, im Frieden und frei von Leid zu sein, mag zwar eine Herausforderung darstellen, doch macht es die *Metta*-Praxis zu einer Praxis zur Befreiung.

Während der Kampagne zur Präsidentschaftswahl 2008 war Sarah Palin ein gutes Beispiel für jemanden, die mich ärgerte und doch auch Objekt meiner liebenden Güte werden konnte. Manche Leser reagieren vielleicht schon mit Abneigung, wenn sie nur ihren Namen hier auf der Seite lesen. (Falls das für Sie nicht gilt, nehmen Sie einen anderen Menschen, an dem Sie sich »entzünden«, wie Tony gerne sagt.) Mein ganzes Leben lang war ich politisch aktiv gewesen, und daher war ich (vom Bett aus) auch in die Präsidentschaftswahlen 2008 involviert. Ich mochte Palins politische Positionen nicht. Ich mochte ihre mangelnde Bescheidenheit nicht, als sie zur Kandidatin für die Vizepräsidentschaft ausgewählt wurde. Ich mochte ihre persönlichen Angriffe auf die Opposition nicht. Bald erkannte ich, dass mein Zorn auf sie mir solchen Stress verursachte, dass ich es physisch in meinem bereits kranken Körper spürte. Also tat ich, was ich früher schon oft mit

Menschen getan hatte, gegen die ich eine starke Abneigung hegte: Ich ging direkt zu meinen *Metta*-Sätzen über.

Zuerst erkannte ich an, dass meine Reaktion auf sie – »Ich mag dieses nicht an ihr, ich mag jenes nicht an ihr« – *mir selbst* viel Leid verursachte, und ich begann, mir selbst *Metta* zu schicken: »Möge ich frei von dem Leid sein, dass meine Abneigung gegen Sarah Palin hervorruft.« Dann wandte ich mich ihr zu.

»Sarah Palin: Mögest du im Frieden sein. Mögest du die Leichtigkeit des Wohlbefindens erfahren. Mögest du das Ende des Leidens erlangen ... und frei sein.« Wie es oft der Fall ist, wenn ich *Metta* auf schwierige Menschen in meinem Leben beziehe, wirkten die Sätze zunächst künstlich und vorgetäuscht. Dann erkannte ich, dass ich zur Formulierung übergegangen war: »Sarah Palin: Mögest du im Frieden sein. Mögest du die Leichtigkeit des Wohlbefindens erfahren. Mögest du das Ende des Leidens erlangen ... und frei sein *für die Erkenntnis, dass dein Verhalten falsch ist, und dafür, ein ganz anderer Mensch zu werden.*« Das ist natürlich nicht gerade das, was dem Buddha als *Metta*-Praxis vorschwebte. Doch ich blieb beharrlich dabei, so wie ich es geübt hatte. Schon bald sagte ich die Sätze nicht nur aufrichtig, sondern ich sah allmählich gute Eigenschaften in ihr, die wir gemeinsam hatten. Sie liebt ihre Kinder. Sie will das Beste für sie und hofft, dass sie glücklich werden. Sie hält genauso hartnäckig an ihren Ansichten fest wie ich an meinen – eine gemeinsame Ursache des Leidens für uns! Bald hatte ich das Gefühl, meinem Körper, Geist und Herzen sei Gift entzogen worden. *Metta* hatte als Heilmittel gewirkt. Sarah Palin erhielt zwar nicht meine Stimme, aber auch nicht mehr meine Wut – und ich war von dem negativen Geisteszustand befreit, der meine Symptome verschlimmerte.

Für einen kranken Körper, einen aufgewühlten Geist und ein verhärtetes Herz gibt es nichts Beruhigenderes als die *Metta*-Praxis. Mögen Sie dahin gelangen, dass Sie allen Lebenserfahrungen mit Freundlichkeit und liebender Güte begegnen!

8

Mitgefühl zur Linderung des Leidens einsetzen

Wenn das Herz schließlich erkennt, wie viel Leid im Geist ist, wendet es sich ihm zu wie eine Mutter ihrem verängstigten Kind.

Stephen Levine, Noch ein Jahr zu leben

Karuna, Mitgefühl, ist das Bestreben, unser eigenes Leid und das Leid anderer zu lindern. Dafür müssen wir erst unser Herz öffnen und erkennen, dass es in jedem Leben Leid gibt. Dann können wir nach Wegen suchen, mitfühlend zu handeln, um zur Linderung dieses Leides beizutragen. In diesem Kapitel werde ich mich darauf konzentrieren, wie wir Mitgefühl für uns selbst entwickeln können – für viele von uns ist das schwieriger, als Mitgefühl für andere zu kultivieren.

Die vier Himmlischen Verweilzustände schließen sich nicht gegenseitig aus. Als Unterstützung kann ich auf mehr als einen dieser Zustände zurückgreifen, um ein und dieselbe Schwierigkeit zu bewältigen. Denken Sie an die Geschichte, wie ich *Mudita* – Mitfreude – entwickle, wenn Tony und meine Enkelin Malia anrufen, die in Los Angeles unterwegs sind. Doch manchmal kommt ihr Anruf, wenn ich mich besonders krank fühle oder deprimiert bin. Dank der *Mudita*-Praxis empfinde ich zwar zumindest keinen Neid mehr, wenn sie mir erzählen, was sie gerade unternehmen, doch es fällt mir unter Umständen zu schwer, mich »an ihrer Freude zu freuen«.

In einem solchen Fall gehe ich zu *Karuna* über und entwickle Mitgefühl für das Leid, das ich empfinde, weil ich mich ihnen nicht anschließen kann. Ich habe keine festgelegten »Mitgefühlssätze«, wie bei der *Metta*-Praxis, daher tröste ich mich mit den Worten, die mir in den Sinn kommen, wie etwa: »Es ist so schwer, zu Hause zu sein, wo ich doch so gerne zusammen mit ihnen Spaß hätte.« Mein Herz für das Leid zu öffnen, das meinem Wunsch entspringt, bei ihnen zu sein, und dann spezielle Worte zu finden, mit denen ich Mitgefühl auf mich selbst lenken kann, lindert dieses Leid immer.

Bevor ich chronisch krank wurde, halfen mir zwei Lehrer, meinen Geist »neu zu konditionieren«, sodass Mitgefühl eine natürliche Reaktion auf mein Leid wurde. Der erste Lehrer war Thich Nhat Hanh. In seinem Buch *Das Diamantsutra – Der Diamant, der die Illusion durchschneidet* beschreibt er, wie unser Körper ganz natürlich – ohne darüber nachzudenken – auf Schmerz reagiert:

> Ist unsere linke Hand verletzt, dann kümmert sich unsere rechte Hand sofort um sie. Sie hält nicht inne, um zu sagen: »Ich sorge für dich. Du kommst nun in den Genuss meines Mitgefühls.«

Tatsächlich: Als ich stürzte und mir den Knöchel brach, hatten sich, noch bevor mir irgendein Gedanke in den Sinn kam, meine Hände schon ausgestreckt, um sich um den Schmerz zu kümmern. Durch Übung können wir den Geist konditionieren, dass er, so wie unsere Hände, mitfühlend auf unseren Schmerz und unser Leid reagiert. Wenn ich dabei bin, einen mitfühlenden Geisteszustand zu entwickeln, suche ich manchmal nach Worten, die die Ursache des Leids, der Angst oder des Stresses ansprechen. Die Ursache ist selbstverständlich das, worauf die Zweite Edle Wahrheit hinweist: der Wunsch, die Dinge wären anders, als sie sind. Dementsprechend könnte ich innerlich sagen: »Es ist so hart, dass ich mir so sehr wünsche, nicht krank zu sein.« Bei anderen Gelegenheiten suche ich nach Worten, die einfach mein

Herz für das Leiden öffnen, wie: »Mein armer Körper, er strengt sich so sehr an, um sich besser zu fühlen.«

Welche Worte auch immer ich wähle, oft streichle ich dabei den einen Arm mit der Hand des anderen. Das hat mich oftmals zum Weinen gebracht, aber Tränen des Mitgefühls sind heilsame Tränen.

Die zweite Lehrerin, die mir half, Mitgefühl für mich zu entwickeln, war Mary Orr, die während eines Spirit-Rock-Retreats gegen Ende der Neunzigerjahre eine Geschichte erzählte, die meine Lebensauffassung veränderte. Sie beschrieb einen stressigen Tag, an dem sie zu viel erledigen musste und zu wenig Zeit dafür hatte (kommt Ihnen das bekannt vor?). An einem bestimmten Punkt, als sie im Auto saß, wurde ihr klar, dass sie auf eine Art und Weise mit sich selbst sprach, wie sie es mit anderen nie täte. Ich erinnere mich nicht mehr an den genauen Wortlaut dessen, was sie zu sich sagte, aber es rief bei mir sofort eine innere Resonanz hervor, denn so ähnlich sprach ich auch mit mir selbst:

»Wie dumm von mir, diese Strecke zu nehmen; da ist doch immer so viel Verkehr.«

»Was bin ich doch blöd, jetzt habe ich mein Notizbuch vergessen!«

»Du tollpatschiges Trampel – da hast du schon wieder dein Glas fallen lassen!«

Würde ich Tony jemals als »dumm«, »blöd« oder »Trampel« bezeichnen? Nein! Und mehr noch: Falls ich hören würde, wie jemand mit einem mir nahestehenden Menschen – oder auch zu einem Fremden! – so redet, dann hätte ich zumindest den Drang, einzuschreiten. Marys Geschichte hat mir die Augen geöffnet. Von da an passte ich auf: Wenn ich mich bei einer solchen Art zu sprechen erwischte, dann hielt ich inne und sann darüber nach, dass ich so niemals mit anderen sprechen würde. Nach ein paar Monaten hatte ich meinen Geist »neu konditioniert«, sodass er meine Schwierigkeiten mit mehr Mitgefühl behandelte.

Bald darauf wurde ich krank, und die Neukonditionierung hin zu mehr Selbstmitgefühl löste sich auf.

Ich warf mir vor, dass ich mich nicht von der anfänglichen Virusinfektion erholte – als sei es meine Schuld, gewissermaßen mangelnder Wille oder eine Charakterschwäche. Es kommt häufig vor, dass Menschen so auf ihre Krankheit reagieren. Überraschend ist das nicht angesichts der Tatsache, dass unsere Kultur eine chronische Krankheit tendenziell als eine Art persönliches Versagen der Betroffenen behandelt – dieses Vorurteil bleibt zwar häufig unausgesprochen oder unbewusst, doch es ist dennoch spürbar. Ich wurde von Tony und der Spirit-Rock-Lehrerin Sylvia Boorstein unterstützt, die mich immer wieder daran erinnerten, dass diese Krankheit schlicht und einfach eine Krankheit war und kein persönliches Versagen meinerseits. Am Ende war ein intensiver Moment physischen und geistigen Leidens erforderlich, damit ich mir endlich selbst Mitgefühl entgegenbringen konnte.

Es geschah am Thanksgiving-Feiertag. Zu jener Zeit war ich seit etwa anderthalb Jahren krank, wollte jedoch noch nicht akzeptieren, dass ich nicht mehr zu Familienfesten reisen konnte. Also stimmte ich zu, nach Escondido zu fahren, wo wir seit Jahren schon an Thanksgiving bei den Eltern meiner Schwiegertochter, Bob und Jacqueline Lawhorn, zu Gast gewesen waren. Ich plante die Reise so, dass sie meiner Krankheit Rechnung trug. Tony sollte von Davis aus mit dem Auto fahren; ich wurde zum Flughafen gebracht und konnte von dort aus einen Flug nach Sacramento nehmen, was meine Reisezeit verkürzen würde. Außerdem wollte ich nur zwei Tage bleiben.

In dem Moment, als Tony mich am Flughafen von San Diego abholte und wir uns zu der dreiviertelstündigen Fahrt nach Escondido aufmachten, wusste ich, dass die Reise ein Fehler gewesen war. Wir checkten in unser Hotel ein und fuhren dann zum Haus der Lawhorns. Während unseres Besuchs fühlte ich mich nach zehn Minuten so krank, dass der Raum sich drehte und die

Menschen vor meinen Augen verschwammen. Ich sagte Jacqueline, ich müsse mich hinlegen. Bis auf die Zeit, während der ich nachts im Hotel schlief, verbrachte ich diesen und den folgenden Tag auf dem Bett der Lawhorns. Ich empfand kein Mitgefühl für mich, sondern nur Scham, weil ich krank war, und ich warf mir alles vor, was mir in den Sinn kam: zuallererst, dass ich diese Reise überhaupt angetreten hatte; dass ich das Schlafzimmer der Lawhorns in Beschlag nahm (das sie mir natürlich liebenswürdigerweise zur Verfügung stellten); dass ich nicht mit Freunden und Familie plauderte; dass ich Tonys Thanksgivingfeier ruinierte. Die Liste war lang, denn, wie Jack Kornfield zu sagen pflegt: »Der Geist kennt keine Scham.«

Am Freitag setzte Tony mich am Flughafen von San Diego ab. Der Flug hatte zwei Stunden Verspätung. So gut es ging, hielt ich mich auf den Stühlen neben dem Gate aufrecht. Der Davis Airporter, ein Mini-Van-Service, sollte mich am Flughafen von Sacramento abholen. Als ich aus dem Terminal trat, stellte ich fest, dass Sacramento in den dichten kalifornischen Tule-Nebel eingehüllt war, einen nasskalten Nebel, der sich im Winter über das Central Valley – das kalifornische Längstal – legt. Der Van war noch nicht da, also setzte ich mich im Nebel auf meinen Koffer. Seit Ausbruch meiner Krankheit war ich noch nie so nah daran gewesen, zusammenzubrechen und einfach auf dem Boden liegenzubleiben. Als der Van etwa eine Viertelstunde später vor mir hielt, erfuhr ich vom Fahrer, er müsse noch die Ankunft zweier weiterer Flüge abwarten, bevor er nach Davis fahren könne. Ich stieg in den Van, legte mich auf den Sitz und wartete. Es war kalt und klamm. Zehn Minuten. Fünfzehn Minuten. Zwanzig Minuten. Mein körperlicher Schmerz wurde nur noch übertroffen durch mein geistiges Leiden in Form von Hass und Anklagen, die ich gegen mich selbst richtete.

Dann, plötzlich und unerwartet, vollzog sich eine Wende in meinem Geist, und mein Herz öffnete sich. Vielleicht erinnerte ich mich auf einer unbewussten Ebene an Mary Orrs Geschichte und erkannte, dass ich einen anderen Menschen nie so behandeln würde, wie ich mich gerade selbst behandelte. Vielleicht war ich auch endlich bereit, Tonys und Sylvias mitfühlende Mahnung anzunehmen, dass diese Krankheit kein persönliches Versagen meinerseits war. Ich bin nicht sicher, was diese Änderung im Sinn und im Herzen hervorrief, doch ich stieg aus dem Van, erklärte dem Fahrer, dass ich krank sei, und bat ihn, er möge denjenigen anrufen, der für die Verteilung der Fahrten zuständig war, und die Erlaubnis einholen, mich nach Davis zu bringen. Er rief an, erhielt die Erlaubnis sofort und fuhr mich nach Hause. Durch diese Erfahrung wurde ich dazu fähig, meine Krankheit mit Mitgefühl zu behandeln.

Sofort den Kontakt herstellen

Meine vorrangige Mitgefühlspraxis ist *Tonglen* geworden – wörtlich »senden und empfangen«. Sie entstammt der tibetischen Tradition. Wir werden diese Praxis in Kapitel 11 noch einmal im Detail erkunden. An dieser Stelle möchte ich über drei weitere Methoden schreiben, die ich einsetze, um Mitgefühl für mich selbst zu entwickeln. Die erste habe ich aus einer Übung zur Großzügigkeit entwickelt, die Sharon Salzberg bei einem Retreat am Spirit Rock Center gelehrt hat. Sie empfahl Folgendes: Sobald uns der Gedanke komme, großzügig zu sein – zum Beispiel einen Freund in Not anzurufen oder etwas, das uns gehört, zu verschenken, nur weil jemand es bewundert habe –, sollten wir diesem Impuls unmittelbar nachgeben, selbst wenn wir hinterher vielleicht versuchten, uns mit Gedanken herauszureden wie »Ich habe zu viel zu tun und kann jetzt nicht telefonieren«; »Wenn ich es mir so recht überlege, will ich den Gegenstand, den ich weggeben wollte, doch lieber selbst behalten«. Ich hatte diese Praxis viele Jahre lang angewandt. Sie nützte nicht nur anderen, sondern ich fand es auch sehr amüsant, über die Rationalisierungen nachzudenken, die mir kamen, um mich aus dem ursprünglichen Impuls, großzügig zu sein, herauszureden: »Hm, falls ich jemals ins Weiße Haus eingeladen werde, will ich diesen Schal vielleicht noch tragen …«

Nach dieser transformativen Erfahrung an Thanksgiving suchte ich nach Wegen, das mit meiner Krankheit einhergehende Leid zu verringern. Eines Tages stieß ich auf eine Methode, Sharons Großzügigkeitspraxis in eine Mitgefühlspraxis für mich selbst umzuwandeln. Obwohl diese beiden Methoden sehr unterschiedlich sind, gebührt Sharon dennoch das Verdienst, denn meine Übungspraxis wäre mir gar nicht eingefallen, hätte ich ihre nicht gekannt.

Die Methoden unterscheiden sich insofern, als ich mich bei meiner Praxis dazu zwinge, meinem anfänglichen großzügigen Impuls nicht nachzugeben, sondern das Gegenteil zu tun. Hier ein Beispiel, wie es funktioniert: Wenn meine beiden Kinder sich eine Zeitlang nicht gemeldet haben und bei mir der Gedanke aufkommt: »Warum melden sie sich nicht?«, dann kontaktiere ich *sie* sofort. Ich lasse also nicht zu, dass der Gedanke »Warum melden sie sich nicht?« sich zu vielen absurden Geschichten auswächst (»Ich bin ihnen egal«, »Wenn ich nicht krank wäre, würden sie mich lieber mögen«), sondern »versperre« stattdessen »den Weg des Denkens« (um es mit einem Zen-Ausspruch zu sagen, den wir später noch näher kennenlernen werden) und zwinge mich, sie zu kontaktieren. Es ist, als wäre meine »Strafe« für den Gedanken, dass sie *mich* kontaktieren sollten, dass ich *sie* kontaktieren muss!

Die Ergebnisse sind stets ermunternd und mildern zuverlässig das Leid, das durch ausufernde Gedanken, die nicht der Wahrheit entsprechen, erzeugt wird. Wenn ich meine Kinder anrufe, sprechen wir darüber, was sie alles so treiben. Wir sprechen über meine Enkel, über gemeinsame Erfahrungen – vielleicht einen Film auf DVD oder ein Sportereignis im Fernsehen, das wir beide gesehen haben. Vielleicht fragen sie mich um Rat. Während unseres Gesprächs wird immer deutlich, dass sie an mich gedacht haben. Manchmal stellt sich heraus, dass sie viel zu tun hatten. (Habe ich etwa nicht gewollt, dass sie als Erwachsene unabhängig sind und ein erfülltes Leben führen? – Doch!). Manchmal erfahre ich, dass sie selbst krank sind.

Sharons Praxis und meine haben hauptsächlich dieses gemeinsam: Sofern wir nicht wachsam sind, indem wir Aufmerksamkeit – von buddhistischen Praktizierenden Achtsamkeit genannt – entwickeln, kann uns der Geist nahezu alles ein- oder ausreden, ganz gleich, wie kontraproduktiv oder schädlich die Konsequenzen sind.

Hier ein weiteres Beispiel, wie ich diese Praxis einsetze. Meine Freundin Dawn versucht, mir jede Woche einen kurzen Besuch abzustatten. Sie wohnt zwei Stunden entfernt, kommt aber mehrmals pro Woche wegen ihrer Arbeit nach Davis. Einmal war Tony bei einem Meditations-Retreat. Er war am Freitag losgefahren. Dawn wollte am Dienstag kommen. Zwei Tage nach Tonys Abreise verlor sich die positive Wirkung einer neuen Behandlung, und mein Zustand verschlechterte sich erheblich. Ich musste ihren Besuch bei mir absagen. Sie sagte, sie könne auch am Mittwoch vorbeischauen, aber auch das musste ich absagen. Ich war einfach zu krank.

Als der Freitagabend näher rückte, stieg plötzlich Ärger in mir auf, dass Dawn sich nicht gemeldet hatte, obwohl sie wusste, dass es mir nicht gut ging. Sobald dieser Groll-Gedanke sich bemerkbar machte, setzte die »Bestrafung« ein, das heißt, ich musste den negativen Gedanken, die gerade um sich greifen wollten, »den Weg versperren« und stattdessen sofort den Kontakt zu ihr aufnehmen. Ich zwang mich also, mir meinen Laptop zu greifen und eine E-Mail zu schreiben. Ich schrieb ein paar kurze Zeilen über meine schwierige Woche und fragte dann, wie es ihr und ihrer Familie gehe. Sie antwortete sofort. Und ihre E-Mail begann mit diesem Satz: »Ich habe an dich gedacht, aber ich glaube, ich hatte zu viel Angst, dich zu fragen, wie es dir geht. So etwas werde ich nicht wieder tun.«

Ich war also ihr gegenüber missgestimmt, nur um dann herauszufinden, dass sie nicht nur an mich gedacht hatte, sondern auch einen Grund hatte, sich nicht bei mir zu melden. Die Nachricht, wie schlecht es einem Freund geht, ist für Menschen manchmal zu schwer zu ertragen. Überdies stellte sich heraus, dass sie eine besonders hektische Woche gehabt hatte: Sie hatte Gäste von auswärts, kümmerte sich um zwei ihrer Enkel und verhandelte über den Kauf eines Grundstücks, das einige Stunden Fahrt entfernt von ihrem Wohnort lag. Tatsächlich ein sehr volles Programm. Wieder spiegelte die Geschichte, die ich um die Motivation eines anderen Menschen herum gesponnen hatte, nicht das wider, was wirklich geschah.

Mitgefühl zu praktizieren ist der Akt, sich anderen und auch sich selbst zuzuwenden, um zur Linderung von Leid beizutragen. Dadurch, dass ich die eben beschriebene Praxis anwende, statt zuzulassen, dass stresserfüllte Gedanken über die Familie und Freunde um sich greifen, verändere ich bewusst meinen Geisteszustand und werde aktiv. Dieses Aktivwerden hat mein Leid stets zuverlässig verringert und mir – als zusätzlichen Bonus – großen Auftrieb gegeben.

Geduldige Beharrlichkeit

Meine zweite Art und Weise, Mitgefühl für mich selbst zu entwickeln, ist das Praktizieren von *Khanti*, für gewöhnlich mit »Geduld« übersetzt. (Vorsicht: Es gehört zu einer weiteren Liste!) *Khanti* ist eine der zehn »Übungen der Vollkommenheit«, auch als die zehn *Parami* bezeichnet. Zwei der Vier Himmlischen Verweilzustände – *Metta* (liebende Güte) und *Upekkha* (Gleichmut) – stehen ebenfalls auf dieser Liste. Die *Parami* sind zehn Eigenschaften, die ein Buddha bzw. Erleuchteter verwirklicht hat. Die anderen sieben Eigenschaften sind Freigebigkeit, ethisches Verhalten, freiwilliger Verzicht bzw. Entsagung, Weisheit, Willenskraft, Wahrhaftigkeit und Entschlossenheit. In *Die Ewigkeit ist jetzt* sagt Ayya Khema über die Vollkommenheiten: »Wir tragen ihren Samen in uns. Wäre das nicht so, würden wir auf unfruchtbarem Boden anbauen.«

Ayya Khema war eine deutsche Jüdin, die vor den Nationalsozialisten ins Ausland flüchtete. Jahre später wurde sie Nonne in Sri Lanka in der Tradition des buddhistischen Theravada. Sie übersetzte *Khanti* mit *»patient endurance«* – was man im Deutschen mit »geduldige Beharrlichkeit« wiedergeben könnte. Bei einem Retreat in Nordkalifornien im Jahr 1996 erzählte sie uns, »geduldige Beharrlichkeit« sei der schwierigste Teil der buddhistischen Praxis. Ayya Khemas Bezeichnung verwandelt etwas, das als ein passiver Geisteszustand gesehen werden könnte (»sei einfach geduldig«) in eine aktive Praxis. Bei ihrer Formulierung schwingt mit, dass wir nicht nur geduldig sind (also gelassen und klaglos – zwei Synonyme für das Wort »geduldig«), sondern dass wir aktiv »durchhalten«. Durchhalten beinhaltet auch »überleben angesichts von Schwierigkeiten« und »Bedrängnis durchstehen, ohne aufzugeben«. Ich vergleiche die Praxis der geduldigen Beharrlichkeit auch gerne mit der Anleitung von Cesar Millan, dem »Hundeflüsterer«. Er sagt Hundebesitzern, die effizienteste Art, mit Tieren zu arbeiten, sei es, dabei einen »ruhigen, selbstbewusst-bestimmten« Geisteszustand zu bewahren. Anders ausgedrückt: Man übernimmt zwar die Regie, doch auf eine ruhige, geduldige Art und Weise. Ich füge »geduldige Beharrlichkeit« meiner Liste der Mitgefühlspraktiken hinzu, weil sie dazu beitragen kann, unser Leid zu verringern, wenn wir den zahlreichen

Schwierigkeiten gegenüberstehen, die sich aus dem chronischen Kranksein ergeben. Eine wiederkehrende Schwierigkeit besteht darin, dass man ungewöhnlich viele Stunden damit zubringt, durch das Gesundheitssystem zu »navigieren«, sei es, um die Genehmigung einer Krankenkasse für eine bestimmte Behandlung zu erhalten, sei es, dass man bei einer medizinischen Einrichtung lange warten muss oder vor einer anderen Herausforderung steht. Geduldige Beharrlichkeit zu entwickeln kann auch Pflegenden helfen, denn sie finden sich häufig in der Rolle des »geduldigen Fürsprechers« ihres Angehörigen wieder.

Im Umgang mit dem Gesundheitssystem habe ich ganz allgemein festgestellt, dass ich häufig keinen angemessenen Service erhalte, wenn ich nicht »beharrlich erdulde« (der bestimmende Teil von Cesar Millans Anweisung). Und wenn ich dabei nicht »geduldig« bin (der ruhige Teil von Cesars Anweisung), dann verschlimmert die Frustration, die aus der Situation erwächst, meine Symptome. Geduld ist tatsächlich ein starkes Mittel gegen Zorn – einem Geisteszustand, der sehr viel Leid verursacht.

Wie ich festgestellt habe, brauche ich immer, wenn ich die komplizierte Bürokratie meiner Krankenversicherung durchlaufe, eine gehörige Portion geduldiger Beharrlichkeit. Anlass einer meiner anstrengendsten Odysseen war ein rezeptpflichtiges Medikament, das mir von einem Experten aus Harvard für das chronische Erschöpfungssyndrom verschrieben worden war. Es wird ausgerechnet aus Schweineleber hergestellt. Bei wissenschaftlichen Versuchen hatte es antivirale Eigenschaften gezeigt und wurde von der staatlichen Arzneimittelbehörde FDA (Food and Drug Administration) für die Behandlung einiger Hautkrankheiten zugelassen. Zunächst einmal musste ich meinen Hausarzt dazu bringen, mir das Medikament zu verschreiben. Kaum überraschend, sträubte er sich, als ich es als mögliche Therapie zur Sprache brachte. Das sei eine zulassungsüberschreitende Anwendung eines Medikaments, das so abseitig war, dass es noch nicht einmal in seinen Medikamentenhandbüchern auftauchte. Überdies müsse ich lernen, mir selbst zu Hause Injektionen zu verabreichen. Er brauchte etwa einen Monat für die Lektüre der Forschungsberichte, die ich ihm zur Verfügung gestellt hatte, und für eigene Recherchen, doch letztendlich stimmte er zu.

Da dies nun geregelt war, konnte ich meine Krankenversicherung ansprechen, die nicht verpflichtet war, eine Verwendung des Medikaments außerhalb der zugelassenen Anwendung zu bewilligen. Doch ich war der Ansicht, ein Versuch lohne sich, weil das Mittel so teuer war. Nach drei langwierigen Telefonaten war es mir gelungen, die Bewilligung für einen dreimonatigen Erprobungszeitraum zu erhalten. Es war Februar. Die Sachbearbeiterin erklärte mir, die dreimonatige Testphase werde am 15. Mai ablaufen. Obwohl diese langen Telefongespräche mich erschöpft hatten, war ich doch zufrieden mit dem Ergebnis. Ich ahnte nicht, dass die eigentlichen Schwierigkeiten hier erst begannen.

Das Mittel wird aus Neuseeland importiert, und nur eine Apotheke in den USA ist berechtigt, es auszugeben. Obwohl ich meine Krankenkasse darüber informierte, bestand man doch darauf, dass ich die Apotheke in Anspruch nehmen solle, mit der die Versicherung Verträge für alle injizierbaren Medikamente abgeschlossen hatte. Wieder und wieder versuchte ich der Sachbearbeiterin zu erklären, dass der Apotheke, zu der sie mich schicken wollte, das Medikament nicht zugänglich sei. Sie hörte einfach nicht zu. Als ich merkte, dass sie nicht nachgeben würde, notierte ich die Telefonnummer der Apotheke, bei der ich anrufen sollte. Bei diesem Gespräch spürte ich hin und wieder, wie Ungeduld in mir aufstieg. Ich war drauf und dran, ihr gegenüber aggressiv zu werden, doch wusste ich, dass dies meine Symptome nur verstärken würde. Ich war ohnehin ziemlich erschöpft von dem Gespräch.

»*Khanti*«, wiederholte ich innerlich. »*Khanti, Khanti.*« Sei geduldig und halte durch.

Wie eine Soldatin, die eine unerfüllbare Aufgabe erfüllen muss und dies auch weiß, rief ich bei der Apotheke an, die ich kontaktieren sollte. Zu meiner Überraschung hieß es: »Kein Problem. Wir liefern es aus.« Etwas betreten legte ich auf. Doch zum Nachdenken blieb keine Zeit, weil ich noch einen dritten Anruf erledigen musste: den bei meinem Arzt, um ihn zu bitten, ihnen das Rezept zuzufaxen. Das tat er. Auftrag erledigt?

Oh nein!

Am nächsten Tag rief eine Frau aus der Apotheke an und sagte mir, was ich schon wusste: Ich solle mich an die Apotheke wenden, die das Produkt als einzige abgeben durfte. Sie erklärte mir, es sei *meine* Aufgabe, bei meiner Krankenversicherung anzurufen und die Zuständigen zu informieren. Ich fühlte mich wie auf einem Möbiusband – ich tat zwar eines nach dem anderen, endete aber stets wieder dort, wo ich angefangen hatte.

Ich atmete einmal tief durch und begann von vorn. Dadurch, dass ich so viel Zeit am Telefon verbracht hatte, war ich bereits körperlich und geistig erschöpft. Ich wollte das Leid nicht noch verdoppeln, indem ich zuließ, dass mich Ungeduld erfasste. Also rief ich unter dem Schutz der geduldigen Beharrlichkeit die Krankenversicherung an und konnte die Sachbearbeiterin erfolgreich dazu bringen, bei ihrer Vertragsapotheke anzurufen und die Bestätigung einzuholen, dass diese das Medikament nicht ausgeben durfte. Einige Telefonate später dachte ich, alles sei nun geregelt. Mein Arzt wollte das Rezept noch einmal an die Apotheke mit dem ausschließlichen Abgaberecht faxen. Ich brauchte nur noch ein paar Stunden zu warten und dann die Apotheke anzurufen, damit sie den Versand in die Wege leiteten.

Aufgeregt rief ich an. Das Mittel war nicht mehr vorrätig. Es war zwar von Neuseeland aus verschickt worden, steckte aber im australischen Zoll fest. In den folgenden drei Monaten rief ich diese Apotheke einmal wöchentlich an. Jedes Mal nannte man mir ein neues voraussichtliches Datum, an dem das Mittel voraussichtlich eintreffen werde. Als das Mittel in den Staaten ankam – ein Jahr, nachdem ich begonnen hatte, dazu zu recherchieren, und drei Monate, nachdem mein Arzt das Rezept geschrieben hatte –, lag das Datum nach dem 15. Mai und die dreimonatige Erprobungszeit, die mir meine Versicherung zugestanden hatte, war abgelaufen. Zeit für ein weiteres Telefonat, in dessen Verlauf mir die Sachbearbeiterin der Versicherung sagte, es sei keine Möglichkeit vorgesehen, einen bereits bewilligten Erprobungszeitraum zu verlängern, daher müsse ich noch einmal ganz von vorn beginnen, wenn ich wolle, dass man sich in der Versicherung aufs Neue mit der Frage der Bewilligung befasste. Möbiusband. Hilfe! *Khanti* gebraucht!

Am Ende probierte ich dieses langersehnte und mühsam beschaffte Medikament aus – und es trug nicht im Geringsten zur Verbesserung meines Zustands bei. Doch die Moral von der Geschicht' ist, dass es hätte helfen können (anderen hat es geholfen), und im Rückblick erhielt ich nur durch das kontinuierliche Kultivieren von geduldiger Beharrlichkeit überhaupt die Gelegenheit, die Behandlung auszuprobieren. *Geduld* befähigte mich, meine Bemühungen fortzusetzen, das Medikament zu erhalten, während die Verschlimmerung meiner Symptome auf ein Minimum reduziert wurde. *Beharrlichkeit* versetzte mich in die Lage, diesen »einen zusätzlichen Anruf« zu tätigen, der mir schließlich das angestrebte Ergebnis brachte.

Mitunter ist Kranksein wie ein Vollzeitjob. Während ich diese Arbeit tue, habe ich geduldige Beharrlichkeit stets an meiner Seite. Es ist eine Mitgefühlspraxis für mich selbst, denn sie hilft zu verhindern, dass Frustration und Zorn in mir aufkommen, zwei Geisteszustände, die immer auf der Lauer liegen, wenn ich mit dem Gesundheitssystem zu tun habe.

Bevor ich lernte, Mitgefühl mit mir selbst als chronisch krankem Menschen zu entwickeln, akzeptierte ich passiv alles, was bei einer ärztlichen Untersuchung geschah. Egal, wie stark meine Schmerzen waren, ich unternahm nichts, um sie zu lindern – weil ich mir selbst die Schuld daran gab, dass ich krank war. Ich erinnere mich zum Beispiel an einen Termin bei einem Hals-Nasen-Ohren-Spezialisten im Herbst 2001, bei dem die andauernde Heiserkeit untersucht werden sollte, die ein charakteristisches Merkmal in der gerade akuten Phase der Krankheit war. Ich schleppte mich aus dem Bett, damit Tony mit mir zur Klinik fahren konnte, nur um festzustellen, dass wir drei Stunden auf die Untersuchung warten mussten. Ich versuchte es mit jeder nur erdenklichen Position, um den Wartezimmerstuhl in ein Möbelstück zu verwandeln, in dem ich mich zurücklehnen konnte. Ich rutschte mit dem Rücken ganz nach unten, dann zur Seite. Daraufhin versuchte ich, den Stuhl als Liege zu nutzen, beugte die Knie, um meine Füße auf ihm abzustellen, legte den Mittelteil meines Körpers über die harte Armlehne und meinen Kopf auf Tonys Schoß. Der physische Schmerz und das Unbehagen wurden nur noch übertroffen von geistigem Leid, dass daraus erwuchs, dass ich mir vorwarf, krank zu sein und nicht nur mich, sondern auch Tony diesem Elend auszusetzen.

Sechs Jahre später unterzog ich mich einer antiviralen Behandlung, betreut von einem Arzt für Infektionskrankheiten. Auf der Fahrt von Davis zur Klinik für Infektionskrankheiten legte ich mich immer auf den Rücksitz unseres Vans. Doch die Wartezeit in der Klinik dauerte immer länger als die Fahrzeit dorthin – über zwei Stunden. Beim ersten Termin wandte ich meine gewohnten Techniken an, zuerst zu versuchen, einen aufrechten Stuhl in einen Lehnsessel zu verwandeln, dann auf Tonys Schoß zu liegen. Danach brauchte ich Wochen, um mich von dem einen Tag zu erholen. Den Folgetermin fürchtete ich schon im Voraus. Doch beim zweiten Besuch hatte ich bereits Mitgefühl für mich als chronisch Kranke entwickelt, und *Khanti* machte sich bemerkbar. Nach einer Stunde Wartezeit sagte ich einer Mitarbeiterin ruhig und höflich, ich müsse mich hinlegen. Zu meiner Überraschung und Erleichterung führte sie uns nach einigen Minuten in einen leeren Raum und schlug vor, ich solle mich auf den Untersuchungstisch legen, bis der Doktor mich empfangen könne. Als ich die Mitarbeiterin ansprach, beschwerte ich mich nicht, aber ich war auch nicht passiv. Stattdessen tat ich etwas Mitfühlendes für mich selbst.

Das Herz für das Leiden öffnen

Die dritte Art, wie ich mir Mitgefühl entgegenbringe, besteht darin, bewusst daran zu arbeiten, mein Herz für intensive Gefühle und emotionale Wechselbäder, die mit dem chronischen Kranksein einhergehen, zu öffnen. Diese Praxis begann eines Tages im Jahr 2009 ziemlich unerwartet, als die Familie meiner Tochter zum Labor-Day-Wochenende aus Los Angeles gekommen war. Seit drei Monaten unterzog ich mich einer neuen Behandlung und war optimistisch in Bezug auf die Erfolgsaussichten. Tony und ich dachten, diese Behandlung könne eine Veränderung bringen, und tatsächlich war ich in der Lage, mehr Zeit als gewöhnlich mit Besuchern zu verbringen. Doch am Morgen nach ihrer Abreise wachte ich auf und fühlte mich wieder genauso krank wie zuvor.

Als ich an diesem Tag im Bett lag, stieg Furcht in mir auf, dass auch diese Behandlung sich, wie die anderen zuvor, als Enttäuschung erweisen werde. Die Furcht wurde immer intensiver, also begann ich einer Anleitung zu folgen, die ich zu Beginn meiner Meditationspraxis gelernt hatte: Gedanken und Gefühle zu benennen. »Angst, Angst – das ist Angst«, wiederholte ich innerlich. Manchmal ist es schwierig, diese Arbeit zu tun, ohne dabei in Abneigung zu verfallen, wie bei »Angst, das ist Angst. Zeit für dich, hier jetzt zu verschwinden, Angst. Raus hier jetzt!« Ich hatte dieses »Benennen« schon unzählige Male praktiziert, während der Meditation und auch im Alltag, doch diesmal geschah etwas anderes. Während ich »Angst ... Angst« bewusst wahrnahm, statt passiv darauf zu warten, dass sie wieder verging, vollzog sich eine Veränderung in meinem Bewusstsein, und ich öffnete mich einfach für sie. Dann kam der Gedanke auf: »Mein Herz ist groß genug, um diese Angst aufzunehmen.«

Und so schuf ich neben all den anderen Erfahrungen meines Lebens, die ich machte, Raum für Angst. Ich spürte eine große Weite und Ausdehnung. Bald schon merkte ich, dass ein sanftes Lächeln sich auf meinen Lippen zeigte, wie um zu sagen: »Ach ja, meine alte Freundin, die Angst.« Und so war die Saat für eine neue Mitgefühlspraxis ausgesät: Mein Herz für die gesamte Spanne an Emotionen zu öffnen, die das Leben für mich bereithält.

Ich würde unsere Erkundung des Mitgefühls gerne mit einem Vers von Nyoshul Khenpo Rinpoche, einem tibetischen buddhistischen Meister, abschließen. Bevor ich krank wurde, konnte ich natürlich geistig »erschöpft« sein und mich fühlen, als sei mein Geist »hilflos geschlagen« worden, doch chronische Krankheit vermag es, solche Geisteszustände um das Zehnfache zu steigern. Ich rezitiere diesen Vers als Mitgefühlspraxis, um mich meinem eigenen Leid zuzuwenden. Wenn Sie ihn rezitieren wollen, können Sie dabei auch versuchen, statt *Karma* »Ursachen und Bedingungen« und statt *Samsara* »leiderfülltes Leben« einzusetzen.

Lass ruhen in natürlichem, großem Frieden
diesen erschöpften Geist,
hilflos geschlagen von Karma und neurotischen Gedanken,
wie von der unbarmherzigen Gewalt der wütenden Wogen,
im unendlichen Ozean von Samsara.

9
Den Höhen und Tiefen chronischer Krankheit mit Gleichmut begegnen

Lass die Dinge ihren natürlichen Lauf nehmen.
Dann wird dein Geist in jeder Umgebung still werden
wie ein klarer Waldteich. Alle Arten wunderbarer
und seltener Tiere werden zu diesem Teich kommen,
um zu trinken …
Du wirst viele eigenartige und wunderbare Dinge
kommen und gehen sehen,
doch du wirst unbewegt sein.
Dies ist die Glückseligkeit des Buddha.

AJAHN CHAH

Upekkha, Gleichmut, ist der vierte der Himmlischen Verweilzustände. Das Wörterbuch meines Computers definiert Gleichmut als »geistige Ruhe und ausgeglichenes Gemüt, besonders in schwierigen Situationen«. Das passt als Definition dieser zentralen buddhistischen Vorstellung und Praxis ebenso gut wie andere Definitionen, die ich dazu gelesen habe. Wenn wir in Gleichmut bzw. Gelassenheit leben, sind wir in der Lage, den Schwierigkeiten des Lebens mit einem friedvollen Geist zu begegnen. Manche Lehrende setzen diesen Geisteszustand mit Erleuchtung – auch als Erwachen oder Befreiung bezeichnet – gleich.

Für einen chronisch kranken Menschen ist Gleichmut unter Umständen besonders schwer aufrechtzuerhalten, darum ist es für diesen hilfreich, sowohl inspirierende Lehren als auch praktische Methoden zur Verfügung zu haben. Ich habe festgestellt, dass sich die Herausforderungen, denen chronisch Kranke sich gegenübersehen, in drei Kategorien aufteilen:

- Gelassenheit bewahren angesichts des Bombardements mit nicht hilfreichen, falschen und häufig unsensiblen Kommentaren, die andere über die Krankheit machen
- die Unvorhersehbarkeit und Ungewissheit durchstehen, die mit der Krankheit einhergehen
- sich von Verlustgefühlen überwältigt fühlen – Verlust der Gesundheit, der Freunde, der Mobilität, finanzieller Verlust

Natürlich sind solche Schwierigkeiten nicht nur chronisch Kranken vorbehalten; bei *Dukkha* besteht letztendlich Chancengleichheit. Dennoch kann chronische Krankheit recht häufig ein starkes Bedürfnis nach Gelassenheit aufkommen lassen.

Unsensible und verletzende Kommentare

Jeder chronisch Kranke war – insbesondere wenn die Krankheit für andere nicht sichtbar ist, wie bei mir – schon oft mit der ersten Herausforderung konfrontiert: Wie können wir eine ausgeglichene Stimmung und Ruhe bewahren angesichts der Kommentare anderer, die, selbst wenn sie gut gemeint sind, so danebenliegen, dass wir uns missverstanden und oft missachtet fühlen?

Bei meinen Ausflügen im Internet ist mir aufgefallen, dass chronisch Kranke Bemerkungen von Familienmitgliedern und Freunden ausgesetzt sind, die sich inhaltlich auf unheimliche Weise ähneln und ein tiefes Unwissen in Bezug darauf erkennen lassen, wie es ist, krank zu sein. Hier eine Sammlung von Bemerkungen aus Australien über Finnland und die Schweiz bis hin zu solchen, die mir selbst in Davis zu Ohren gekommen sind:

- »Du siehst aber gar nicht krank aus.«
- »Kein Wunder, dass du krank bist, du gehst ja auch nie an die Luft.«
- »Ich wünschte, ich hätte Zeit zum Kranksein.«
- »Trinken Sie einfach Kaffee.«
- »Wieso kannst du nicht arbeiten gehen, wenn du doch immer noch in der Lage bist, deinen Computer zu benutzen?«
- »Ich bin auch ständig müde.«
- »Ich habe gesehen, wie Sie Unkraut im Vorgarten gejätet haben; ich freue mich, dass Sie wieder gesund sind.«
- »Wenn du wirklich krank wärst, dann würdest du im Krankenhaus liegen.«
- »So krank kannst du nicht sein, wenn du ein Buch schreibst.«

Kommt Ihnen irgendetwas davon bekannt vor?

Eine starke Verankerung in der Realität, dass es kein festgefügtes Ich bzw. Selbst gibt, wie wir es bereits erläutert haben, hilft einem, bei solchen Kommentaren gelassen zu bleiben. Ajahn Chah gibt zu diesem Punkt einen ausgezeichneten Rat:

> Beschimpft uns jemand und wir haben kein Ich-Gefühl, dann endet der Vorfall mit den gesprochenen Worten, und wir leiden nicht. Kommen unangenehme Gefühle auf, dann sollten wir sie durch die Erkenntnis aufhören lassen, dass diese Gefühle nicht wir sind ... Wenn wir nicht in der Schusslinie stehen, werden wir nicht erschossen; wenn es keinen Empfänger gibt, wird der Brief zurückgeschickt.

Ich liebe diesen Satz: »Wenn es keinen Empfänger gibt, wird der Brief zurückgeschickt.« Das ist die Essenz des nicht festgefügten Ich und des Gleichmuts. Mit einem ruhigen, ausgeglichenen Geist werden die unsensiblen Bemerkungen anderer nicht empfangen.

Selbst das Wort »unsensibel« fällt weg, und die Worte kommen einfach und durchlaufen unser Bewusstsein. Ich wünschte, es wäre »keine Empfängerin da gewesen«, als »Trinken Sie einfach Kaffee« die einzige Behandlung war, die mir in der Anfangsphase meiner chronischen Krankheit von einem Arzt empfohlen wurde. Ich war am Boden zerstört. Es war einfach im Verlauf meiner Krankheit zu früh, um die Bemerkung auch nur annähernd mit Gelassenheit zu bewältigen. Ich saß da, »in der Schusslinie« – und fühlte mich tatsächlich so, als sei ich erschossen worden. Heute wäre ich mit größerer Wahrscheinlichkeit »nicht da, um es zu empfangen«, in dem Sinne, dass ich es nicht persönlich nähme. Ich wüsste, dass die Bemerkung nur sein mangelndes Geschick und seine fehlende Sensibilität als Arzt widerspiegelte. Hätte ich mich an diesem Tag stark genug gefühlt, hätte ich »den Brief zurückgeschickt« – mit einem konstruktiven Feedback über die Unangemessenheit seiner Bemerkung.

»Trinken Sie einfach Kaffee« gehört in die Kategorie von Kommentaren, mit denen auch Pflegende konfrontiert werden: Vorschläge anderer über Behandlungen und Heilmethoden, die von der nicht zugelassenen Anwendung verschreibungspflichtiger Arzneimittel über das Umziehen in eine andere Stadt bis hin zu den skurrilsten Behandlungen reichten. Einmal sagte mir jemand, mein Körper sei »übersäuert« und ich solle ihn »alkalisieren« bzw. den Säure-Basen-Haushalt ins Gleichgewicht bringen und dazu viermal täglich Wasser mit Speisenatron trinken. Zwei Tage später sagte mir jemand anderes, mein Körper sei »zu alkalisch«; ich müsse wieder für seine »Säuerung« sorgen und daher viermal täglich Apfelessig trinken.

Solche Kommentare unterscheiden sich von der Sorte »Wärest du wirklich krank, dann lägest du im Krankenhaus« insofern, als Letztere unsensibel sind und unsere Krankheit herunterspielen. Im Gegensatz dazu versuchen Leute, die einem Behandlungen empfehlen, wirklich zu helfen. Leider ist es frustrierend und auch stressig, wenn einem fortwährend Dinge empfohlen werden, von denen man weiß, dass sie ohnehin nicht helfen oder die man unmöglich umsetzen kann. Die beste Methode, »nicht da zu sein«, um diese wohlmeinenden Kommentare zu empfangen, besteht darin, »rechte Rede« zu entwickeln, worauf wir später noch näher eingehen werden. An dieser Stelle mag es genügen, zu sagen, dass der Buddha vorschlägt, nur zu sprechen, wenn das, was wir zu sagen haben, wahr, freundlich und hilfreich ist.

Rechte Rede angesichts solcher Vorschläge wird häufig sparsame Rede sein, wie etwa »danke für den Vorschlag«. In den frühen Neunzigern hatte eine enge Freundin Krebs und lag im Sterben. Sie erzählte mir, fast alle Besucher, die zu ihr kämen, hätten ein »Heilmittel« zur Hand, angefangen von speziellen Tees bis hin zu Amuletten, die sie um den Hals tragen solle. Ihre Therapeutin empfahl ihr, danke zu sagen und den Gegenstand sofort, nachdem der oder die Betreffende gegangen sei, unter dem Bett zu verstauen.

Unvorhersehbarkeit und Ungewissheit

Wir chronisch Kranke stehen jedem neuen Tag gegenüber, ohne zu wissen, ob wir Freunde und Familienmitglieder besuchen können, einen Abstecher außer Haus bewältigen, ob wir auf eine neue Behandlung schlecht reagieren werden oder ob ein Arzt entgegenkommend oder rücksichtslos sein wird. Wir können noch nicht einmal vorhersagen, welche Symptome uns an diesem Tag besonders zu schaffen machen werden. Es ist schwer, unter solchen Bedingungen ruhig und gelassen zu bleiben, auch für die Menschen, die sich um uns kümmern. Bevor ich zwei Gelassenheitspraktiken vorstelle, die ich sehr hilfreich finde, möchte ich gerne noch einmal näher betrachten, auf welche verschiedenen

Arten Unvorhersehbarkeit und Ungewissheit sich im Leben chronisch Kranker zeigen.

Aktivitäten mit anderen. Für diejenigen unter uns, die ihren Verpflichtungen stets zuverlässig genügt haben, kann die plötzliche Unsicherheit angesichts der Erwartung anderer, dass wir unsere Pläne einhalten, große Angst und Stress verursachen. Obwohl wir uns nie ganz gesund fühlen, haben wir chronisch Kranke doch Tage, an denen es uns besser geht als an anderen. Wir können nur nicht voraussagen, welche Tage das sein werden. So kommt es vor, dass wir einen bestimmten Tag für den Besuch einer Freundin vereinbaren, diesen Besuch dann aber am Morgen desselben Tages absagen müssen, weil wir das Bett leider doch nicht verlassen können.

Behandlungen. Wie gesagt, habe ich zahlreiche Behandlungen ausprobiert, einige zur Linderung der Symptome, einige als mögliche Heilmethoden. Man kann nicht vorhersagen, wie mein Körper darauf reagiert. Wenn ich eine Behandlung als mögliche »Heilmethode« beginne, ist es schwierig, einen ausgeglichenen Gemütszustand zu bewahren, der es mir ermöglicht, den jeweiligen Erfolg oder Misserfolg mit Ruhe und Gelassenheit anzunehmen. Zu Beginn der experimentellen Anwendung eines antiviralen Präparats, das so stark war, dass ich von drei Ärzten überwacht wurde, sagte ich mir: »Vielleicht wirkt es, vielleicht auch nicht. Keine Erwartungen; es ist nur ein Experiment.« Doch als ich nach sechs Monaten eine erhebliche Verbesserung feststellte, dachte ich: »Das ist es! Vergiss diesen ›vielleicht, vielleicht auch nicht‹-Kram, ich werde wieder gesund!« Als dann die positiven Wirkungen des Präparats sich wieder umkehrten, waren Tony und ich völlig niedergeschlagen. Es war ein Gefühl, als sei ich in einen tiefen Abgrund gestürzt.

Diese Erfahrung öffnete mir die Augen. Mir wurde klar: Um möglichst annehmbar mit dieser Krankheit zu leben, musste ich besser darin werden, jene Ausgeglichenheit zu entwickeln, die den Kern des Gleichmuts bildet. Beim Schreiben fallen mir sechs verschiedene große Behandlungen ein, die anfangs erfolgreich waren, sich aber dann als Enttäuschung erwiesen. (Ein Arzt für Infektionskrankheiten vermutet, dass dies geschieht, weil mein Immunsystem sich an jede neue Behandlung anpasst und nach und nach ihre Wirkung rückgängig macht.) Nichts veranschaulicht besser den großen Wert der Fähigkeit, die Höhen und Tiefen des Lebens mit Gelassenheit hinnehmen zu können, als die Erfahrung, dass Behandlungen anfangs erfolgreich sind und dann doch fehlschlagen.

Ärzte. Schließlich ist da noch die Unwägbarkeit, welches Ergebnis die Konsultation eines weiteren Arztes bringt. Für chronisch Kranke und ihre Betreuer ist die Welt der Medizin wie ein Club, dem wir zwar nie beitreten wollten, in dem wir jedoch letztendlich ständig hocken. Zu Beginn meiner Krankheit setzte ich in jede Überweisung zu einem neuen Spezialisten große Hoffnungen, nur um von nahezu allen enttäuscht und im Stich gelassen zu werden. Chronisch Kranke – insbesondere diejenigen mit einer mysteriösen Krankheit – haben dafür einen Namen: die Heiße-Kartoffel-Behandlung. Und ich wurde nicht deswegen von Arzt zu Arzt geschickt, weil ich eine schwierige Patientin war. Schon lange, bevor ich krank wurde, beherrschte ich die Kunst, eine gute Patientin zu sein: Sei vorbereitet, sei respektvoll, fasse dich kurz, klage nicht zu viel.

Ich will nicht den gesamten Ärztestand anklagen. Das wäre zu pauschal. Ich bin in einer guten Position, um beurteilen zu können, welchen Schaden dies anrichten würde. Immerhin musste ich mir mein ganzes Berufsleben lang anhören, wie Leute hässliche Witze über Rechtsanwälte machten, wie etwa den, dass der Kontakt mit ihnen schlimmer sei, als überfahren zu werden.

Meine persönliche Standardantwort war: »Gut, dass es Anwälte gab, die Kläger in *Brown v. Board of Education* vertreten haben.« (1954 hatten betroffene Eltern gegen vier Bundesstaaten und den Bundesdistrikt geklagt. Sie vertraten die Position, dass separate Einrichtungen für Schüler, getrennt nach Hautfarbe, den Gleichheitsgrundsatz der Verfassung der Vereinigten Staaten verletzten. Der Oberste Gerichtshof folgte in seinem Urteil dieser Argumentation.) Die Erwähnung von *Brown v. Board of Education* erfüllte gewöhnlich ihren Zweck. Und natürlich hatte ich auch positive Erfahrungen mit Ärzten gemacht. Eine Endokrinologin war von Anfang an ehrlich zu mir. Sie sagte: »Ich weiß nicht, ob das, was Ihnen zu schaffen macht, mit Ihrem Hormonsystem zusammenhängt, aber ich tue mein Bestes, um es herauszufinden.« Tatsächlich tat sie ihr Bestes und zeigte sehr viel Mitgefühl, als sie mir damit nicht helfen konnte. Mein Hausarzt ist ebenfalls bemerkenswert. Er hält bereitwillig zu mir, obwohl er mich nicht »wieder in Ordnung bringen« kann, ist offen für meine Vorschläge und schenkt mir großzügig seine Zeit. Er hat mich nie im Stich gelassen.

Nichtsdestoweniger hier eine Kostprobe meiner Begegnungen mit Ärzten, die Lesern aus der Welt der chronisch Kranken bekannt vorkommen dürften:

- Ein Rheumatologe blickte mir in die Augen und erklärte, er werde dafür sorgen, dass es mir wieder gut geht. Doch als die Ergebnisse der Untersuchungen und Tests, die er angeordnet hatte, normal waren, teilte er mir kalt und schroff mit: »Gehen Sie wieder zu Ihrem Hausarzt.«
- Ein Neurologe sagte mir beim ersten Termin, ich würde seine Patientin sein. Er schwelgte gegenüber Tony und mir in seinem Fachwissen über postvirale Syndrome und sprach in aller Ausführlichkeit über das Immun- und Nervensystem. Wie bei dem Rheumatologen verließen wir seine Praxis beschwingt angesichts seines Optimismus in Bezug auf das, was er für mich tun könnte. Doch als wir wegen einer Folgeuntersuchung wieder zu ihm kamen, zeigte er nur flüchtiges Interesse

an mir und konzentrierte sich stattdessen darauf, die Medizinstudentin zu beeindrucken, die er im Schlepptau hatte. Ich wurde behandelt, als sei ich nebensächlich im Vergleich zu dem, was er mit dieser Studentin vorhatte, was auch immer es war. Nachdem er etwa zehn Minuten mit uns verbracht hatte, war er schon wieder weg. Hilfe bot er uns nicht an. Tony und ich gingen mit einem Gefühl völliger Ernüchterung. Ich kann mir immer noch nicht erklären, warum der Folgetermin so anders war als der erste Abklärungstermin.

- Ein Arzt für Infektionskrankheiten bat mich, ihm vor unserem Termin die Ergebnisse meiner eigenen Recherchen möglicher Behandlungen zu mailen. Ich verbrachte Stunden mit Online-Recherchen und damit, eine Mail zu schreiben und zu redigieren, die kurz gefasst, aber trotzdem vollständig war. Das ging auch auf Kosten meiner Gesundheit und meines Wohlbefindens. Als er den Behandlungsraum betrat, bestätigte er zwar den Erhalt der E-Mail, sagte jedoch, er habe sie nicht gelesen. Als ich höflich meine Enttäuschung äußerte, war er beleidigt. Er sagte, er wolle mich anrufen, nachdem er die Mail gelesen habe. Ich habe nie wieder etwas von ihm gehört.
- Ein anderer Arzt für Infektionskrankheiten bat mich, meine täglichen Fortschritte bei der antiviralen Behandlung, die er überwachte, als Graphik darzustellen. In mühevoller Kleinarbeit entwarf ich eine Tabelle auf der Grundlage meiner Einträge in einem Tagebuch. Als ich gut auf die Medikamente ansprach, fand er meine Tabelle gut und rief sogar Kollegen herein, um sie sich anzusehen. Als jedoch die positive Wirkung der Medikamente allmählich nachließ, sah er sich die Tabelle, die ich seit meinem letzten Termin so sorgfältig aktualisiert hatte, noch nicht einmal an. Schlimmer noch, er gab mir die Schuld am Scheitern der antiviralen Behandlung. Ich ruhte mich nicht genügend aus. Ich machte nicht die richtigen

Übungen. – Ich ruhte mich bei jeder sich bietenden Gelegenheit aus, und Sport? Dass ich überhaupt zu dem Termin kam, war für mich schon eine sportliche Betätigung. Als sich abzeichnete, dass seine Behandlung bei mir nicht anschlug, ließ er mich fallen ... wie eine heiße Kartoffel.

Gelassenheitspraktiken

In den Neunzigerjahren, als der thailändische Waldmönch Ajahn Jamnian zu seinem alljährlichen Besuch ins Spirit Rock Center kam, war auch ich dort. Stets übersprudelnd vor Freude und Lachen, begann er eines Tages plötzlich über Gleichmut zu reden. Ich zog einen Stift hervor und machte die folgenden Notizen:

> Wenn Leute sagen: »Ajahn, lass uns einen schönen Spaziergang machen« – gut, dann gehe ich. Wenn sie nicht fragen, ist es auch gut. Ich erwarte nicht, dass ein Spaziergang in irgendeiner Weise befriedigender ist, als allein zu sitzen. Draußen könnte es heiß oder windig sein. Wenn Leute mir leckeres Essen bringen, schön. Tun sie es nicht, schön. Ich muss ohnehin Diät halten. Wenn ich mich wohlfühle, ist das in Ordnung. Wenn ich krank bin, ist das auch in Ordnung. Es ist eine wunderbare Entschuldigung dafür, mich hinzulegen.

Diese wenigen Sätze, die ich auf einen Papierfetzen kritzelte, während Jack Kornfield übersetzte, sind das Kernstück meiner Gelassenheitspraxis geworden. Mehrere Jahre nach Ausbruch meiner Krankheit entdeckte ich die Notizen wieder. Als ich sie im Bewusstsein meiner neuen Lebenssituation las, verstand ich, dass das Wesen der Gelassenheit darin besteht, das Leben anzunehmen, wie es eben kommt, ohne irgendetwas oder irgendjemandem dafür die Schuld zu geben – auch nicht uns selbst. Ich war in Niedergeschlagenheit verfallen, wenn eine Behandlung nicht funktionierte, und in Zorn geraten, wenn ein Arzt meine Erwartungen nicht erfüllte. Ich hatte versucht, das Unkontrollierbare zu kontrollieren. Manche Behandlungen wirken, manche nicht. Manche Ärzte setzen sich für uns ein, andere nicht.

Die Herausforderung besteht darin, diese Einsicht nicht in Gleichgültigkeit an sich abgleiten zu lassen, denn Gleichgültigkeit ist eine subtile Abneigung gegen das Leben, wie es kommt. Gleichgültigkeit wandelt das gelassene Annehmen der »Dinge, wie sie sind« um in »Die Dinge sind, wie sie sind – wen juckt's?«. Darum sind meine Notizen während des Besuchs Ajahn Jamnians und meine Erinnerung an die Freude, die von ihm ausging, immer noch so inspirierend. Jetzt kultiviere ich Gleichmut und sage: »Wenn diese Medikamente helfen, ist es toll. Wenn nicht, ist niemand schuld. Dann war es eben nicht das, was mein Körper brauchte.« – »Wenn dieser Arzt sich als zugänglich erweist, schön. Wenn nicht, auch okay. Jeder Arzt, jede Ärztin ist so, wie er oder sie eben ist. Das ist außerhalb meiner Kontrolle.«

Ich versuche, an Ajahn Jamnians kleines Juwel zu denken, wenn ich mit einer Situation konfrontiert bin, bei der unvorhersehbar ist, ob ich an einer Unternehmung teilnehmen oder mit anderen zusammen sein kann. In der Anfangsphase meiner Krankheit kaufte ich beispielsweise Karten für die Oper *Carmen*, die in Sacramento aufgeführt wurde. Ich dachte, selbst wenn Tony und ich nur für den 1. Akt der Nachmittagsvorstellung bleiben könnten, wäre es immer noch eine wundervolle Erfahrung. Doch am Tag der Aufführung war ich zu krank, um das Haus zu verlassen. Ich ärgerte mich furchtbar und war wütend, dass wir meine so sorgfältig ausgearbeiteten Pläne – einschließlich der Anrufe, um zu erfahren, wie lang die einzelnen Akte dauerten und wo der nächste Behindertenparkplatz lag – nicht in die Tat umsetzen konnten. Ärger und Zorn wurden zu Tränen, was es für Tony nur noch schwerer machte. Ich hatte damals einfach keine

Gelassenheitspraxis, die stark genug war, um die Ungewissheit und Unvorhersehbarkeit zu bewältigen, die so plötzlich mein ständiger Begleiter geworden war.

Sechs Jahre im Schnelldurchlauf vorgespult: Ein alter Freund der Familie war in der Stadt, und Tony hatte ihn zum Abendessen eingeladen. Ich organisierte meine Woche sorgfältig, sodass ich in den Tagen vor unserem Treffen keine anderen Verpflichtungen hatte. Das erhöhte sehr die Wahrscheinlichkeit, dass ich in der Lage sein würde, ihm und Tony ein bisschen Gesellschaft zu leisten, obwohl ich normalerweise nach halb sechs kaum noch das Schlafzimmer verlasse. Doch als der Abend herannahte, war ich leider zu krank, um mit ihnen zu plaudern. Hätten wir das Abendessen für den Tag davor geplant, hätte ich mich für eine Weile dazugesellen können.

Dennoch reagierte ich nicht genauso wie an dem Tag, als ich die Oper versäumte. Ich lag nachts nicht weinend im Bett. Stattdessen rief ich mir Ajahn Jamnians Worte in Erinnerung und sagte mir: »Hätte ich mit ihnen zusammen sein können, wäre es schön gewesen. Da ich es nicht kann, ist es auch in Ordnung. Ich werde im Bett liegen und Musik hören oder einen Film im Fernsehen finden.«

Eine zweite Gelassenheitspraxis kommt von einem anderen Mönch der thailändischen Waldtradition, Ajahn Chah, von dem wir schon gehört haben. In seinem Buch *Ein stiller Waldteich* macht er eine so starke Aussage, dass ich sie mir schon lange, bevor ich krank wurde, eingeprägt hatte:

> Wenn du ein wenig loslässt, wirst du nur ein wenig Frieden haben. Wenn du viel loslässt, wirst du viel Frieden haben. Wenn du vollkommen loslässt, wirst du vollkommenen Frieden und vollkommene Freiheit haben. Deine Auseinandersetzungen mit der Welt haben dann ein Ende.

Ich liebe diese Lehre, weil sie mir ermöglicht, kleine Schritte in Richtung Gelassenheit zu tun. Ich habe herausgefunden, dass ich noch bevor ich überhaupt den ersten Schritt tun und »ein bisschen loslassen« kann, zuerst das Leid anerkennen muss, das aus meinem Wunsch nach Sicherheit und Vorhersehbarkeit hervorgeht. Schon allein dadurch, dass ich das Leid in diesem Wunsch erkenne, hat er mich weniger im Griff, sei es, dass ich unbedingt an einem Familientreffen teilhaben möchte, sei es, dass ich mich an die Hoffnung klammere, dass eine medizinische Behandlung positive Ergebnisse erbringt, oder dass ich mir wünsche, von einem Arzt nicht enttäuscht zu werden. Habe ich erst einmal *Dukkha* im Geist bemerkt, kann ich anfangen, ein bisschen loszulassen. Sobald ich das tue, erhalte ich einen »Geschmack« der Freiheit, was mich dazu motiviert, noch ein bisschen mehr loszulassen.

Ich wandte diese Praxis an, während ich darauf wartete, dass mein Knöchel geröntgt wurde. Da war ich nun, vierundzwanzig Stunden nachdem ich die beiden Stufen hinabgestürzt war. Mein Knöchel pochte immer noch schmerzhaft, meine Knie waren zerschrammt vom Herumkriechen im ganzen Haus, mein Körper tat weh vor Erschöpfung, da ich weit jenseits meiner Fähigkeiten, aufrecht zu sitzen, in einem Rollstuhl bleiben musste. Während mir Gedanken im Kopf herumwirbelten, ob ich diese Verletzung zusätzlich zu meiner Erkrankung auch noch bewältigen könne, suchte ich nach Hilfe, um mit dem *Dukkha* in meinem Körper und Geist umgehen zu können. Diese Hilfe kam von der Lehre Ajahn Chahs über das Loslassen. Ich dachte: »Ich leide, weil ich nicht will, dass dies hier geschieht, doch ob es mir nun gefällt oder nicht, es geschieht nun einmal. Kann ich also einfach ein bisschen loslassen? Nur ein kleines bisschen?« Ich konnte. Und als ich das getan hatte, konnte ich noch ein bisschen mehr loslassen. Nach einigen Minuten war ich von Gelassenheit durchdrungen – mit dem Geschmack der Freiheit, der sich einstellt, wenn wir die unerwarteten Komplikationen in unserem Leben annehmen.

Tendenziell wollen wir natürlich, dass unsere Wünsche erfüllt werden. Doch wenn unser Glück davon abhängt, haben wir uns selbst für ein leidvolles Leben programmiert. Daran, wie stark unser Gleichmut angesichts unserer unerfüllten Wünsche ist, können wir ermessen, ob wir den Frieden und die Freiheit erfahren werden, auf die sich Ajahn Chah bezieht. Daran können wir sehen, ob – wie er sagt – unsere »Kämpfe mit der Welt zum Ende gekommen sind«.

Stellen Sie sich vor, Sie lebten in einer Welt, in der wir vollkommen losgelassen hätten. Es ist in Ordnung, wenn wir nicht zu der Familienfeier gehen können; es ist okay, wenn eine Behandlung nicht hilft; es ist okay, wenn ein Arzt sich als Enttäuschung erweist. Schon allein eine solche Vorstellung inspiriert mich dazu, ein bisschen loszulassen. Dann ist es leichter, mehr loszulassen. Und ab und zu lasse ich ganz und gar los und schwelge für den Moment im Leuchten dieses gesegneten Zustands der Freiheit und Heiterkeit, der Gelassenheit ausmacht.

Verlust

Verluste zu erleben, die wir als überwältigend empfinden – vom Verlust der Gesundheit über verlorene Freunde bis hin zum Verlust der Existenzgrundlage –, ist eine große Herausforderung für uns beim Entwickeln von Gleichmut. Doch manchmal finden wir Lehren und Praktiken an Orten, wo wir sie am wenigsten vermuten. Eines Tages sah ich im Fernsehen ein Interview mit der Schauspielerin Susan Saint James. Drei Wochen vor dem Interview war ihr vierzehn Jahre alter Sohn Teddy bei einem Flugzeugabsturz ums Leben gekommen. Ihr Mann und ein weiterer Sohn wurden schwer verletzt, und mehrere Mitglieder der

Crew starben. Im Interview sprach Saint James darüber, dass Teddy ihr sehr nahe gestanden habe, weil er ihr jüngstes Kind war und der einzige Sohn, der noch zu Hause lebte. Überdies war ihr Mann, Dick Ebersol, wegen seiner Arbeit als Leiter des Senders NBC Sports die meiste Zeit nicht zu Hause. Sie erklärte, sie und Teddy seien wie Zimmergenossen gewesen und beste Freunde geworden.

Dann sagte sie etwas Erstaunliches – und dabei strahlte sie tiefe Ruhe und Akzeptanz aus: »Sein Leben war eines, das vierzehn Jahre dauerte.« Ich schnappte nach Luft. Wäre ich in der Lage, diese Feststellung mit derselben Gelassenheit zu äußern, falls eines meiner Kinder oder Enkel stürbe? Die Antwort auf diese Frage weiß ich immer noch nicht. Doch die Worte von Susan Saint James und die Abgeklärtheit, mit der sie sie äußerte, drangen an jenem Tag in mein Herz. Seitdem sind sie immer dann meine Gelassenheitspraxis, wenn ich wegen der vielen Verluste, mit denen ich durch meine Krankheit konfrontiert bin, in Traurigkeit und Verzweiflung verfalle.

Wenn ich traurig darüber bin, dass ich meinen Beruf als Juraprofessorin nicht mehr ausüben kann oder eine Freundschaft zu Ende geht, dann sage ich mir: »Das war eine Karriere, die zwanzig Jahre dauerte«; oder: »Das war eine Freundschaft, die fünfundzwanzig Jahre dauerte.« Fühle ich mich überwältigt von der Beeinträchtigung meiner Gesundheit und der Konsequenzen, die sich daraus ergeben, sage ich mir: »Das war ein Körper, der lange genug frei von Krankheit war, um meine Kinder großzuziehen und ihnen in ihren jungen Jahren keine Last zu sein; der an ihren Hochzeiten teilnahm; der lehrte und vielen Jurastudierenden eine persönliche Unterstützung war; der mit Tony reiste und ihm draußen in der Welt Gesellschaft leistete.«

Inspiriert von Susan Saint James' Mut, der die Lehren des Buddha, die ich gelernt habe, noch bekräftigt, kann ich diese Gelassenheitssätze ohne Bitterkeit aussprechen. Ich kann sogar aufrichtig dankbar sein für diese Jahre. Wenn die Verluste, die Sie erlitten haben und Sie überwältigen, sei es, weil Sie selbst chronisch krank sind, sei es, weil Sie einen Angehörigen pflegen, dann möchte ich Sie dazu ermuntern, diese Gelassenheitspraxis auszuprobieren – zusammengeschustert von mir aus den Äußerungen einer bemerkenswerten Frau, die den verheerendsten Verlust erlitten hat, den man sich nur vorstellen kann.

Wendungen und Wandlungen

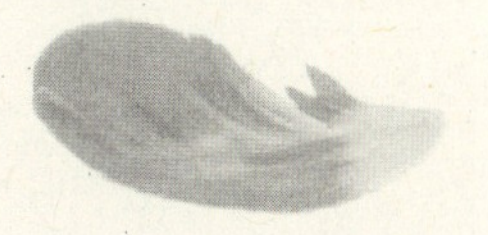

10
Aus dem »Rad des Leidens« entkommen

An gar nichts sollte man anhaften.
Buddhadasa Bhikkhu

Viele Lehrende empfehlen, die buddhistische Praxis mit dem Erlernen der Meditation zu beginnen. Mein akademischer Hintergrund nötigte mich allerdings dazu, erst einmal Bücher zu wälzen und zu recherchieren. Mein Bedürfnis, das Wissenschaftliche voranzustellen, war so ausgeprägt, dass ich kurz nachdem ich 1992 mein Interesse für den Buddhismus entdeckt hatte, einen zwanzigseitigen Aufsatz verfasste, angereichert mit Fußnoten, die sich auf mehr als drei Dutzend Bücher bezogen. Der Titel des Artikels lautete »Einführung in den Buddhismus«. Da ich mich nicht erinnere, diese kleine wissenschaftliche Arbeit irgendjemandem gezeigt zu haben, muss ich mich wohl selbst in den Buddhismus eingeführt haben.

Während ich dieser wissenschaftlichen Erforschung nachging, hielt ich mich an eine Strategie, die mir wertvolle Dienste leistete: Wenn ich auf eine Lehre stieß, die ich nicht verstand, übersprang ich sie. Das war meine erste Beziehung zum »Rad des Leidens«[2]: Ich ließ es aus und ging zu einer Lehre über, die für mich leichter nachvollziehbar war.

---

2 Die Bezeichnung »Rad des Leidens« ist zwar im Deutschen eher unüblich, wird im Folgenden aber originalgetreu übernommen (engl. *wheel of suffering*), da sie im Zusammenhang mit dem Inhalt des Kapitels besser passt als »Rad des Lebens« (Skt. *bhavacakra*) oder ähnliche Termini und offenbar bewusst ausgewählt wurde. (Anm. d. Ü.)

Ich begann mein Studium des Buddhismus mit einem Buch, das wir bereits besaßen: *Was der Buddha lehrt*, 1959 von dem aus Sri Lanka stammenden Mönch und Gelehrten Walpola Rahula verfasst. Als ich es 1992 aus dem Regal nahm, wurde das Buch von vielen immer noch als die grundlegende Anleitung betrachtet, um Menschen des Westens in den Buddhismus einzuführen. Es war keine leichte Lektüre, besonders im Vergleich mit Dutzenden leserfreundlichen Büchern über den Buddhismus, die heutzutage verfügbar sind. Als ich zu Rahulas Diskussion des sogenannten *Paticca-samuppada* gelangte – der Lehre vom abhängigen Entstehen, dessen zwölf Glieder bildlich im »Rad des Lebens« bzw. Rad des Leidens dargestellt werden –, hätte ich bei meinem neuen spirituellen Streben leicht aus der Bahn geworfen werden können, wenn ich das Thema nicht übersprungen hätte. Beim Lesen von Formulierungen wie »bedingtes Entstehen« und »Aufhören von Willensformationen« schwirrte mir der Kopf.

Doch Jahre später, als meine Meditationspraxis fest etabliert war, ging ich diese Lehre noch einmal mithilfe der Texte von Ayya Khema und S. N. Goenka an, und allmählich ergab sie für mich einen Sinn. Insbesondere lernte ich viel aus *When The Iron Eagle Flies* (»Wenn der Eisenvogel fliegt«) von Ayya Khema und *Die Kunst des Lebens: Vipassana-Meditation nach S. N. Goenka* von William Hart.

Die übliche Übersetzung von *Paticca samuppada* ist »abhängiges Entstehen«. Ich habe mich aber dafür entschieden, es »Rad des Leidens« zu nennen, weil es unsere Erfahrung so gut beschreibt. Mit der Warnung, dass dies weder eine umfassende noch eine wissenschaftliche Analyse ist, springe ich in die Mitte der zwölf Glieder dieses Rades oder der Verkettung des Leidens und erkläre, wie ich diese Lehren als praktisches Hilfsmittel nutze, um das mit chronischer Krankheit verbundene geistige Leid zu lindern.

Während wir durchs Leben gehen, haben wir immer wieder geistige und körperliche Kontakte, und zwar durch unsere sechs Sinne (wie andere philosophische Systeme Indiens, schließt auch der Buddhismus die geistige Fähigkeit, die unsere Wahrnehmungen koordiniert, als sechsten Sinn mit ein). Wir erleben diese Kontakte als angenehme, unangenehme oder (nicht so häufig) als neutrale Empfindungen. Ist die Erfahrung des Kontakts *angenehm*, wollen wir mehr davon. Das ist Verlangen. Wenn die Erfahrung des Kontakts *unangenehm* ist, wollen wir, dass sie wieder verschwindet, was einfach eine andere Form des Verlangens ist – das Verlangen, dass sie verschwindet –, im Buddhismus gemeinhin als Abneigung bezeichnet. Das Pali-Wort für »Verlangen« ist *Tanha*. Ich beziehe mich darauf gerne als »ich will/will nicht«, da das ziemlich gut einen der beiden Geisteszustände beschreibt, in denen ich zu einem Großteil des Tages bin.

Der Geist klammert sich dann an dieses Verlangen oder an diese Abneigung und haftet daran wie Klebstoff. Dieser Teil des Prozesses wird als Anhaften oder »Ergreifen« bezeichnet. Sobald wir solcherart an Verlangen oder Abneigung festhalten, gibt es kein Zurück mehr. Dieses Festhalten führt zum Gefühl eines festgefügten Ich – als sei der Klebstoff getrocknet. Kurzum, wir werden von Augenblick zu Augenblick in Ich-Identitäten wiedergeboren, die wir durch das Anhaften an unseren Wünschen und Abneigungen schaffen.

Dann müssen wir die Konsequenzen der Geburt – oder der Wiedergeburt, wenn Sie wollen –, die wir in jedem Augenblick angenommen haben, ausleben. Diese Konsequenzen sind das, was mit *Karma* gemeint ist, und sie auszuleben ist das Reifen des *Karma*.

Nehmen wir ein einfaches Beispiel: Es kommt zu einem Kontakt mit der Welt in Form eines Autofahrers, der sich vor uns in den Verkehr einfädeln will und sich dabei dreist vordrängelt, obwohl wir Vorfahrt haben. An dem Kontakt ist mehr als ein Sinn beteiligt: Die Augen sehen das Auto, das sich vordrängt, die Ohren hören, wie es sich bewegt, der sechste Sinn denkt: »Er hat mich geschnitten und mir die Vorfahrt genommen.« Der Teil des Kontakts, an dem der Geist beteiligt ist, wird als unangenehme Empfindung erlebt. Bevor wir uns stoppen können, reagieren wir mit Abneigung auf das Unangenehme. Wir können die Abneigung nicht abschütteln. Sie hat uns im Griff, haftet wie Klebstoff, und wir sind auf dem direkten Wege, genau in diesem Moment ein gereizter Mensch zu »werden« bzw. als solcher »wiedergeboren« zu werden. Und da haben wir es: Leiden – die Erste Edle Wahrheit.

Die gute Nachricht ist: Bevor wir an diesen Ort des Leidens gelangen, können wir den Zyklus durchbrechen, indem wir genau in diesem Moment achtsam sind, *bevor* eine unangenehme Empfindung in uns den Wunsch aufkommen lässt, die Dinge sollten anders sein, als sie sind. S. N. Goenka bezieht sich darauf als »lernen, [unangenehme Empfindungen] objektiv zu beobachten«. Er sagt, zwischen dem Kontakt und der Reaktion darauf – Verlangen oder Abneigung – steht ein entscheidender Schritt: »Wenn wir lernen, Empfindungen zu beobachten, ohne mit Verlangen und Ablehnung darauf zu reagieren, entsteht keine Ursache für Leiden, und das Leiden hört auf.«

Diese Millisekunde zwischen der Erfahrung einer angenehmen oder unangenehmen Empfindung und dem Aufkommen des Wunsches nach Ersterer und der Ablehnung Letzterer ist der Weg nach draußen bzw. ist unsere Gelegenheit, dem Rad des Leidens zu entkommen. Wir können zwar nicht vermeiden, dass nach einem Kontakt Empfindungen oder Gefühle entstehen – eine heiße Herdplatte anfassen fühlt sich mit Sicherheit unangenehm an! Doch wie Ayya Khema feststellt, besteht die Praxis darin, die Empfindung einfach als Empfindung zu sehen, ohne sie sich zu eigen zu machen. Wenn wir wirklich über unsere Empfindungen »verfügten« in dem Sinne, dass wir sie vollständig kontrollieren könnten, dann ließen wir nichts anderes mehr zu als positive Empfindungen und Gefühle. Auch das meint S. N. Goenka, wenn er sagt, wir sollten lernen, Empfindungen objektiv zu betrachten.

Wenn jemand sich vordrängelt und uns die Vorfahrt nimmt, können wir einfach beobachten, dass die Empfindung unangenehm ist, und die Erfahrung dabei belassen – ohne stärker darauf zu reagieren als auf die tausend weiteren Augenblickskontakte, die wir jeden Tag haben. Dann werden wir nicht nur die Wahrheit der Unbeständigkeit sehen, sondern Leiden wird gar nicht erst aufkommen, und noch bevor wir es merken, sind wir schon zum nächsten Kontakt an diesem Tag übergegangen, der vielleicht das mitfühlende Lächeln eines anderen Autofahrers sein könnte.

Dies führt uns zu einer Praxis, die ich entwickelt habe. Sie kombiniert die Lehre vom Rad des Leidens mit den Vier Himmlischen Verweilzuständen, selbst wenn das dem Anschein nach eine merkwürdige Kombination ist.

Mit dem Rad des Leidens und den Vier Himmlischen Verweilzuständen praktizieren

Die Idee zu dieser Praxis kam mir durch eine Unterweisung der klugen, wundervollen Sylvia Boorstein, die ich schon weiter oben erwähnt habe. Sylvia ist eines der Gründungsmitglieder von Spirit Rock. In ihrem Buch *Was geschieht, das geschieht* erzählt sie die Geschichte, wie sie und ihr Mann Seymour sich in einem Skiurlaubsgebiet in den Pyrenäen aufhielten. Während Sylvia den Leuten zusah, wie sie Skilaufen lernten, erinnerte sie sich an Zeiten, als sie und Seymor auch noch gemeinsam über die Pisten fegten. Das war, bevor sie ein Alter erreichten, in dem das nicht mehr so ungefährlich für sie war. Gerade als ihr Geist ins »Wanken« geriet, wie sie das nennt (mein Wanken hätte direkt zum unangenehmen Gefühl des Neids geführt), blickte sie um sich, und als sie sah, wie viel Spaß die Leute hatten, freute sie sich plötzlich sehr über deren Vergnügen, besonders beim Anblick eines kleinen Mädchens, das gerade das Skilaufen lernte. Und so wandelte Sylvia diesen herannahenden negativen Geisteszustand um in den Himmlischen Verweilzustand der Mitfreude – Freude an der Freude anderer.

Kurz nachdem ich dieses Kapitel in Sylvias Buch gelesen hatte, sprachen Tony und ich darüber, dass wir offenbar darauf programmiert sind, Kontakt entweder als angenehm, unangenehm oder neutral wahrzunehmen. Das gilt sowohl für körperlichen als auch für geistigen Kontakt: Ich kann das Berühren einer heißen Herdplatte nicht mehr in eine angenehme Erfahrung umwandeln, ebenso wenig wie eine rassistische Bemerkung. Es stellt sich mir nun die Frage, ob ich an diesem Punkt aus dem Rad des Leidens aussteigen kann, bevor die unangenehme Erfahrung, zum Beispiel die einer rassistischen Bemerkung, sich in Abneigung verwandelt – die »Ich will nicht«-Seite des Verlangens. Reagiere ich erst einmal mit Abneigung, lässt die Anhaftung nicht lange auf sich warten, und noch bevor ich es merke, habe ich schon den Zyklus vollendet und bin als Person »wiedergeboren worden«, die so voller Zorn ist, dass ich außerstande bin, etwas Kluges zu tun, um der Bemerkung etwas entgegenzusetzen.

Ich hatte über Sylvias Kapitel und die Diskussion mit Tony nachgegrübelt, als es für mich Zeit war, ein bisschen zu schlafen. Ich lag im Bett mit Schmerzen, grippeähnlichen Symptomen und dem Herzklopfen aufgekratzter Erschöpfung. Natürlich nahm ich dies als eine unangenehme körperliche Empfindung wahr. Mein Geist begann seine gewohnte Bewegung – Sylvias »Wanken« – von der Erfahrung der unangenehmen Empfindung zur Abneigung gegenüber dieser Empfindung, als ich erkannte, wie ich den Weg hinaus finden konnte, über den S. N. Goenka und andere gesprochen hatten. Mit anderen Worten, ich fand eine Methode, den Teufelskreis des Leidens zu durchbrechen: dadurch, dass ich meinen Geist bewusst auf einen der Vier Himmlischen Verweilzustände richtete.

Als ich im Bett lag, waren die grippeähnlichen Symptome tatsächlich körperlich unangenehm. Doch statt achtlos zuzulassen, dass Abneigung aufkam, wie schon tausende Male zuvor, erkannte ich, dass ich die Wahl hatte, worauf ich meinen Geist ausrichten wollte. Also richtete ich ihn ganz bewusst auf liebende Güte und wiederholte: »Mein lieber unschuldiger Körper, der du so hart arbeitest, um mich zu unterstützen.« Diese guten Wünsche auf meinen eigenen Körper zu richten war mein Ausweg aus *Dukkha*. Ich entkam aus dem Rad des Leidens. Ich war frei von Abneigung gegen meine Krankheit und von allem, was aus solch einer Abneigung hervorgehen kann – zum Beispiel, ein verbitterter Mensch voller Groll zu werden bzw. als solch ein Mensch wiedergeboren zu werden.

Natürlich war ich sehr darauf konditioniert, sofort in Abneigung oder Verlangen zu verfallen, sodass dieser Durchbruch durchaus nicht bedeutete, dass ich an all dem nicht mehr zu arbeiten hätte. Jeden Tag muss ich lernen, Empfindungen objektiv zu beobachten, und manchmal schaffe ich es nicht, die Tür hinaus zu finden. Doch ich arbeite hart daran.

Ich praktiziere, indem ich zuerst achtsam wahrnehme: Ja, diese körperliche Krankheit fühlt sich unangenehm an. Dann wende ich meinen Geist bewusst dem jeweiligen Himmlischen Verweilzustand zu, der in dem Moment für mich geeignet ist. Das kann die liebende Güte sein, wie oben dargestellt. Oder ich richte ihn auf das Mitgefühl, indem ich im Geiste zu mir sage: »Es ist so schwer, sich so krank zu fühlen. Es ist schwer, den Angriffen eines rätselhaften Virus ausgesetzt zu sein und keine Behandlung zu finden, die Besserung bringt.« Oft, wenn ich das sage, streichle ich einen Arm mit der anderen Hand, eine Praxis die ich von Thich Nhat Hanh in seinen Kommentaren zum *Diamantsutra* gelernt habe. Mitunter tendiert mein Geist zu Gelassenheit, und ich sage leise: »So ist es nun einmal. Mein Körper ist krank. Es ist okay. So ist es nun einmal.« Kürzlich habe ich die Fähigkeit entwickelt, Mitfreude zu empfinden, sodass ich mich, wenn ich im Bett liege und die mit der Krankheit verbundenen unangenehmen Körperempfindungen spüre, für diejenigen freue, die bei guter Gesundheit sind.

Ich wende Mitfreude auch in derselben Weise an wie Sylvia. Wenn ich nicht imstande bin, mit meiner Familie im vorderen Teil des Hauses zu plaudern, und das psychisch unangenehme Empfindungen oder Gefühle in mir auslöst, wende ich mich bewusst der Mitfreude (*Mudita*) zu und freue mich, dass die anderen diese Zeit miteinander verbringen können.

Ich habe die Praxis, das Bewusstsein über das Rad des Leidens mit den vier Himmlischen Verweilzuständen zu kombinieren, angewandt, um mir durch die schwierigsten Umstände hindurchzuhelfen. So hatte ich zum Beispiel einmal eine zwei Tage und zwei Nächte anhaltende Phase, in der ich nicht mehr schlief. Es war keine Schlaflosigkeit. Das grippeähnliche Unwohlsein und die bedrückende, mit Herzwummern einhergehende Erschöpfung waren einfach zu stark und hielten meinen Körper vom Einschlafen ab, so wie eben jemand mit Schmerzen nicht schlafen kann. Wenn Gesunde ein paar schlaflose Nächte haben, fühlen sie sich zwar tagsüber nicht gut, doch sie sind in der Lage ihrem Tagwerk nachzugehen. Ich fühle mich nur leicht erholt, wenn ich eine Nacht gut geschlafen habe; also kann man sich vorstellen, wie es sich auf mich auswirkte, dass ich gar nicht mehr schlief.

Während dieser beiden schlaflosen Nächte hätte meine frühere Reaktion darin bestanden, geradewegs von der unangenehmen körperlichen Empfindung zu Abneigung überzugehen, gefolgt von Elend. Ich hätte im Bett gelegen und wäre zunehmend frustriert und wütend auf meinen Körper geworden. Stattdessen lenkte ich meinen Geist bewusst auf die Himmlischen Verweilzustände.

Um zwei Uhr nachts beschwor ich liebende Güte herauf: »Lieber Körper, der so sehr versucht zu schlafen.«

Um drei Uhr Mitgefühl: »Es ist so hart, im Bett zu liegen und Schlaf zu brauchen, aber nicht schlafen zu können.«

Um vier Uhr Gelassenheit: »So ist es nun einmal; mein Körper kann eben jetzt nicht schlafen.«

In der dritten Nacht schlief ich.

Ich bin davon überzeugt: Diese Praktiken, die unangenehme Empfindungen nicht in Abneigung ausarten ließen, haben verhindert, dass meine Symptome noch schlimmer wurden, als sie ohnehin schon waren, und ließen den »Anfall« letztendlich abklingen. Ich bin so dankbar, dass diese beiden buddhistischen Praktiken zusammenwirkten, um mir durch diese schwierige Zeit hindurchzuhelfen.

11

Tonglen: Stroh zu Gold spinnen

Oh, wäre meine Mönchsrobe
Weit genug,
All die leidenden Menschen
In dieser fließenden Welt zu bergen.

RYOKAN

Tonglen ist eine Mitgefühlspraxis aus der Tradition des tibetischen Buddhismus. Dennoch drückt Ryokans Zen-Gedicht für mich das Wesen von *Tonglen* aus. Natürlich sind beide vom Beispiel des Buddha inspiriert.

Als ich krank wurde, dauerte es nicht lange, bis ich eine Sammlung von Heilungs-CDs verschiedener spiritueller Traditionen angeschafft hatte. Alle hatten eines gemeinsam: Ich wurde angeleitet, friedvolle, heilende Gedanken *ein*zuatmen und geistiges und körperliches Leid *aus*zuatmen. In der *Tonglen*-Praxis hingegen lautet die Anweisung, genau das Gegenteil zu tun. Wir atmen das Leid der Welt *ein* und alle Freundlichkeit, Gelassenheit und alles Mitgefühl, das wir zu geben haben, *aus*. Es ist eine Praxis, die der Intuition zuwiderläuft, und aus diesem Grund sagt die buddhistische Nonne und Lehrerin Pema Chödrön, *Tonglen* kehre die Logik des Ego um.

Die *Tonglen*-Praxis gelangte im elften Jahrhundert als Teil der sogenannten Lehren des »Sieben-Punkte-Geistestrainings« von Indien nach Tibet, als Sammlung von neunundfünfzig »Merksätzen«, um den Weg des Mitgefühls zu praktizieren. Die *Tonglen*-Praxis wird beschrieben in dem Merksatz: »Nehmen und Geben sollten im Wechsel geübt werden; diese beiden sollten den Atem begleiten.«

Diese beiden Sätze bieten uns nicht viel Anleitung, doch Hunderte von Jahren war dieser Merksatz zusammen mit den anderen achtundfünfzig eines der Lieblingsthemen der Kommentare tibetischer Meister. Neuere Kommentare sind unter anderem in den Werken von Chögyam Trungpa, Dilgo Khyentse und auch von Pema Chödrön zu finden. Diese Kommentare arbeiten die Bedeutung jedes Merksatzes heraus. Und so wird *Tonglen* zu: Atme das Leid der anderen ein; atme Freundlichkeit, Gleichmut und Mitgefühl aus. Wir atmen tatsächlich die bereits erläuterten Himmlischen Verweilzustände aus.

Ich hatte die *Tonglen*-Praxis schon geübt, bevor ich krank wurde, aber ich wandte sie nicht sehr oft an. Inzwischen ist sie meine wichtigste Mitgefühlspraxis. Meine Verbundenheit mit *Tonglen* ergab sich am ersten Tag, an dem ich wieder zur Arbeit ging, ein halbes Jahr, nachdem ich in Paris krank geworden war.

Wie alle um mich herum konnte ich nicht glauben, dass es mir nicht gut genug ging, um meinen Beruf weiter auszuüben – noch nicht einmal in Teilzeit. Also setzte mich Tony eine halbe Stunde, bevor meine Lehrveranstaltung beginnen sollte, vor dem Haupteingang der juristischen Fakultät ab. Es war die zweite Januarwoche des Jahres 2002. Ich fuhr mit dem Aufzug eine Etage nach oben zu meinem Büro. Ich sollte Studierenden im zweiten und dritten Jahr Eheliches Güterrecht beibringen. Sobald ich in meinem Bürostuhl saß, wusste ich, dass ich zu krank war, um dort zu sein. Ich geriet in Panik, also legte ich mich auf eine Couch im Büro. Unversehens wandten sich meine Gedanken den Millionen Menschen zu, die täglich zur Arbeit gehen müssen, obwohl sie krank sind. Ich erkannte, dass viele von ihnen in einer schlimmeren Lage waren als ich – wenn sie nicht zur Arbeit gingen, konnten sie ihre Miete nicht mehr zahlen oder ihre Familie nicht mehr ernähren.

Ich war zwar schon Jahrzehnte berufstätig, hatte jedoch bis dahin niemals über Menschen nachgedacht, die trotz Krankheit zum Arbeiten gezwungen waren. Während ich in Betrachtungen darüber versank, begann ich, ihr Leid einzuatmen (was auch mein eigenes Leid mit einschloss, da ich ja ebenfalls krank war). Dann atmete ich die Freundlichkeit, den Gleichmut und das Mitgefühl aus, die ich zu geben vermochte. Zu meiner Überraschung legte sich die Panik und wich einem Gefühl tiefer Verbundenheit mit diesen Menschen. Und noch erstaunlicher war die Erkenntnis, dass ich, so krank ich auch war und trotz meiner Besorgnis wegen der Aufgabe, die mich in weniger als zehn Minuten erwartete, in diesem Augenblick immer noch etwas Freundlichkeit, Gleichmut und Mitgefühl in mir trug, die ich anderen mit dem Ausatmen senden konnte.

Wenige Minuten später erhob ich mich von der Couch, griff mir einen Stuhl und hielt meine Lehrveranstaltung das erste Mal in zwanzig Jahren im Sitzen ab. In den nächsten zweieinhalb Jahren meines Lehrens in Teilzeit wandte ich *Tonglen* in meinem Büro an, gefolgt von einem Adrenalinstoß im Unterrichtsraum, der mich durch die Arbeitswoche brachte. Nur Tony sah, wie verheerend sich die Fortsetzung meiner Berufstätigkeit auf mich auswirkte, denn ich ging vom Auto aus direkt ins Bett und blieb dort bis zur nächsten Lehrveranstaltung, die ich abhalten musste. Wenn ich an jene Jahre denke, sind *Tonglen* und die Couch in meinem Büro in meinem Kopf untrennbar miteinander verbunden. Ich weiß nicht, wie ich ohne beides überlebt hätte.

Nach diesem ersten Tag, an dem ich meine Arbeit wiederaufgenommen hatte, begann ich, *Tonglen* ständig anzuwenden. Ich wandte es an, während ich die Ergebnisse medizinischer Untersuchungen abwartete. Es führte mich aus meiner kleinen Welt heraus – weg von der ausschließlichen Fokussierung auf meine Krankheit – und verband mich mit all den Menschen, die im Gesundheitssystem gefangen waren und angstvoll darauf warteten, dass man ihnen ihre Untersuchungsergebnisse mitteilte. Es erstaunte mich immer wieder, dass, ganz gleich, wie besorgt ich war, dennoch immer etwas Gleichmut, einige gute Wünsche und etwas Mitgefühl in mir vorhanden waren, die ich anderen in derselben Situation senden konnte. Unser eigenes Vorratslager an Mitgefühl zu entdecken ist das Wunderbare an der *Tonglen*-Praxis.

Mit der Zeit ließ die Angst wegen meiner Untersuchungsergebnisse nach und ich konnte gelassen abwarten, was die Welt als Nächstes für mich bereithielt.

Es gefällt mir sehr, dass *Tonglen* eine Mitgefühlspraxis ist, die zwei Fliegen mit einer Klappe schlägt: Die formale Anweisung lautet, das Leid anderer einzuatmen und Freundlichkeit, Gelassenheit und Mitgefühl auszuatmen. Doch der Effekt wiederholter Praxis ist, dass wir uns mit unserem eigenen Leid, unserer Angst, unserem Stress und Unbehagen verbinden. Wenn wir das Leid anderer einatmen und dieses Leid etwas betrifft, mit dem auch wir zu kämpfen haben, dann atmen wir unser eigenes mit diesem Kampf einhergehendes Leid ebenfalls ein. Und wenn wir das Maß an Freundlichkeit, Gleichmut und Mitgefühl, das wir zu geben haben, ausatmen, bieten wir auch uns selbst diese Himmlischen Verweilzustände an. *Alle* Wesen sind mit eingeschlossen.

Und doch kam ein Tag, an dem ich mit *Tonglen* an meine Grenzen stieß. Ich versuchte, diese Praxis an Thanksgiving auszuüben, zwei Jahre nach meiner Erkrankung, während ich in meinem Schlafzimmer lag und hörte, wie im Vorderhaus meine Familie plauderte und lachte. Ich wollte, die Traurigkeit und den Kummer all der Menschen einatmen, die sich an Thanksgiving zwar im selben Haus befanden wie ihre Familie, aber zu krank waren, um mitfeiern zu können. Es war zu viel für mich. Ich konnte einfach nicht das Leid aller aufnehmen, ohne zu weinen. Also weinte ich.

Doch vier Jahre später, unter ähnlichen Umständen, funktionierte die Praxis. Daran konnte ich ermessen, wie weit *Tonglen* langsam seine magische Wirkung entfaltet hatte. Mein zweites Enkelkind, Camden Bodhi, war im September 2007 geboren worden. Ich gab eine Willkommensparty für sie, an der ich selbst, wie sich herausstellte, nicht teilnehmen konnte. Als ich im Frühling den Plan ins Leben rief, hatte ich etwa die Hälfte einer einjährigen experimentellen antiviralen Behandlung hinter mir, die zu wirken schien. Doch ein halbes Jahr später, am Tag der Party, war ich zu krank, um die einstündige Fahrt nach Berkeley auf mich zu nehmen. Ich lag an jenem Tag im Bett, dachte an die Familie und an die Freunde, die zusammengekommen waren, um die Geburt meiner Enkelin zu feiern, und war von Traurigkeit überwältigt.

Zuerst versuchte ich es mit der *Mudita*-Praxis – mich an der Freude der anderen zu freuen, die bei der Feier waren. Es half zwar, doch ich war weiterhin traurig und niedergeschlagen, weil ich nicht daran teilnehmen konnte, wegen meiner Gedanken über die schönen Stunden, die ich verpasste, und weil ich das Gefühl hatte, andere im Stich gelassen zu haben. Also ging ich zu *Tonglen* über. Ich atmete das Leid all jener ein, die an einem besonderen Feiertag nicht bei ihrer Familie sein konnten. Dabei war ich mir bewusst, dass ich meine eigene Traurigkeit und meinen eigenen Gram auch einatmete, aber anders als an Thanksgiving war ich diesmal in der Lage, das Leid aufzunehmen bzw. mich darum zu kümmern, ohne davon überwältigt zu werden. Dann atmete ich Freundlichkeit, Gelassenheit und Mitgefühl für die anderen und für mich aus. Die Verbindung zu all diesen Menschen empfand ich als stark und bewegend.

Wenn Sie aus Angst, das Einatmen fremden Leides könnte Sie überwältigen, zögern, die *Tonglen*-Praxis auszuprobieren, stehen Sie damit nicht allein. Hier die Antwort der Ökophilosophin und buddhistischen Gelehrten Joanna Macy, als genau dieses Thema in einem Workshop in Spirit Rock aufkam. Zuerst beruhigte sie die Fragestellerin und erklärte, ihre Fähigkeit, das Leid anderer aufzunehmen, sei größer, als sie denke. Dann fragte sie: »Wenn ihr wirklich alles Leid der Welt lindern könntet, indem ihr es einatmet, würdet ihr es tun?«

Natürlich ist das eine hypothetische und insofern keine realistische Einschätzung des Effekts der *Tonglen*-Praxis. Bisweilen kann es zwar vorkommen, dass wir als Reaktion auf das Einatmen der Leiden der Welt weinen müssen, aber es ist ein mitfühlendes Weinen – eine vollkommen angemessene Reaktion. Und jene Momente, in denen wir tatsächlich in der Lage sind, das Leid der Welt beim Einatmen aufzunehmen und alle Freundlichkeit, Gelassenheit und alles Mitgefühl, die wir zu geben haben, auszuatmen, sind, als würden wir Stroh zu Gold spinnen.

12
Mit unseren Gedanken erschaffen wir die Welt
Eine Würdigung Byron Katies

In unserem täglichen Leben
ist unser Denken zu neunundneunzig Prozent
selbstbezogen.
»Warum muss ich *leiden?*
Warum habe ich *Sorgen?«*
SHUNRYU SUZUKI

Einige Jahre bevor ich krank wurde, nahm ich an einem Retreat in Nordkalifornien teil, das von Ayya Khema geleitet wurde. In diesem Retreat sprach sie über die Natur des Denkens. Meinen Notizen zufolge sagte sie an einem bestimmten Punkt: »Gedanken sind einfach da, wie die Luft um uns herum. Sie kommen auf, sind aber zufallsbedingt und nicht verlässlich. Die meisten sind einfach Blödsinn, aber wir glauben sie trotzdem.«

Ich nahm mir ihre Worte zu Herzen und war vor meiner Erkrankung recht versiert in der Anwendung dieser Lehre. Insbesondere in der formalen Meditation konnte ich einen Gedanken im Geist aufkommen sehen, ihn als unpersönliche Energie behandeln und vorüberziehen lassen. Ich wusste, dass ich den Inhalt der aufkommenden Gedanken nicht kontrollieren konnte, aber wusste auch, dass es der Inhalt war, der zu Leid führte. Leid kam auf, wenn ich den Gedanken »glaubte«, wenn ich glaubte, dass ihr Inhalt eine gültige Wiedergabe der Realität sei. So wusste ich zum Beispiel, dass der Gedanke »Mein Kurs über Deliktsrecht wird heute nicht gut laufen« nicht bedeutete, dass etwas mit dem Kurs nicht in Ordnung sei. »Einen Gedanken glauben« ist eine andere Art zu sagen, dass wir an ihm anhaften und weiterhin immer wieder das Rad des Leidens durchlaufen.

Zu der Zeit, als mich die Pariser Grippe erwischte, hatte ich die Natur der Gedanken und der Umstände, unter denen sie Leid erzeugten, recht gut verstanden. Doch den ganzen Tag ans Krankenbett gefesselt, schienen mir meine Gedanken plötzlich alles andere als unpersönlich. Was Ayya Khemas Feststellung angeht, Gedanken seien zufallsbedingt und nicht verlässlich, so glaubte ich nun, dass jeder einzelne Gedanke die Macht der absoluten Wahrheit enthielt:

»Ich werde nie wieder Freude empfinden.«

»Kein Arzt will mich behandeln.«

»All meine Freunde haben mich verlassen.«

»Ich habe Tonys Leben ruiniert.«

Gedanken und Leiden gingen nun Hand in Hand in meinem Leben.

Wie so oft, wenn ich von *Dukkha* übermannt werde, wandte ich mich an den Buddha um Hilfe. Eine der berühmtesten Zeilen aus dem *Dhammapada*, einer Anthologie von Aussprüchen des Buddha, kam mir in den Sinn: »Mit unseren Gedanken erschaffen wir die Welt.«

Mit meinen Gedanken hatte ich eine Welt des Leidens geschaffen, in der ich nun lebte. Und die Gedanken hielten mich im Würgegriff, weil ich sie für wahr hielt – ich glaubte, dass ich *tatsächlich* Tonys Leben ruinierte und dass ich mich *tatsächlich* nie wieder freuen würde. In der Konfrontation mit dem Leid, das meine Gedanken verursachten, erhielt ich Hilfe von einer inspirierenden Lehrerin namens Byron Katie. Katie, wie sie von allen genannt wird, ermutigt uns dazu, unsere stressbehafteten Gedanken, wie sie es nennt, zu hinterfragen. Ich empfehle ihre Bücher und ihre Website sehr. Auf der Grundlage dessen, was sie als »The Work« oder als Überprüfung bezeichnet, hat sie eine Methode in fünf

Schritten entwickelt, um zu ermitteln, welches Leid daraus folgt, dass wir unsere Gedanken glauben. Zusammen mit den Lehren des Buddha ist Byron Katies Selbsterforschungspraxis das wirkungsvollste Mittel, das ich je gefunden habe, um bei den Schwierigkeiten des chronischen Krankseins Unterstützung zu finden.

Als ich das Haus nicht mehr verlassen konnte, dauerte es nicht lange, bis ich mir Sorgen um meine Freundschaften machte. Doch statt möglichen Gründen dafür nachzugehen, dass meine Freunde nicht zu Besuch kamen, dachte ich immer wieder: »Meine Freunde sollen nicht aufhören, mich zu besuchen.« Jedes Mal, wenn der Gedanke in mir aufstieg, war er von Kränkung und Zorn begleitet. Dieser eine Gedanke wurde eine allgegenwärtige Quelle des Leidens in meinem Leben.

Praxis der Überprüfung

Byron Katie zeigt uns, wie wir die Gültigkeit unserer Gedanken, die eine Quelle von Stress und Leiden sind, infrage stellen können.

Im ersten Schritt fragen wir, ob der Gedanke wahr ist, und in diesem Fall antwortete ich: »Ja, es ist wahr, dass meine Freunde nicht aufhören sollten, mich zu besuchen.«

Im zweiten Schritt fragen wir, ob wir mit *absoluter* Sicherheit wissen können, dass er wahr ist. Da war ich nicht mehr ganz so sicher: »Weiß ich wirklich mit absoluter Sicherheit, dass er stimmt? Hmm. Vielleicht sollte ich das erst noch ein bisschen weiter untersuchen ...«

Der dritte Schritt beim Hinterfragen der Gültigkeit eines stressbehafteten Gedanken besteht darin, dass wir wahrnehmen, wie wir reagieren, wenn wir den Gedanken glauben. Wenn ich den Gedanken »Meine Freunde sollen nicht aufhören, mich zu besuchen« glaubte, reagierte ich mit Zorn und war verletzt, beinahe so, als wäre ich körperlich verwundet worden.

Der vierte Schritt besteht darin, zu überlegen, wer wir ohne diesen Gedanken wären. Ich schloss die Augen und stellte mir vor, wer ich wäre ... und meine Antwort war: »Ich würde den Tag so nehmen, wie er sich entfaltet – sehen, was er bringt, statt nur darauf fokussiert zu sein, wer zu Besuch kommt oder auch nicht.« Ohne den stressreichen Gedanken »Meine Freunde sollen nicht aufhören, mich zu besuchen«, fühlte ich mich befreit, als wäre eine schwere Last von mir genommen worden – die Last, mir ständig Sorgen zu machen, wie es um meine Freundschaften bestellt war.

Dann kommt der *fünfte Schritt*, der der Intuition zuwiderläuft. Hier bittet Katie darum, uns eine Umkehrung einfallen zu lassen. Eine Umkehrung bedeutet, die Aussage dieses stressbehafteten Gedankens ins Gegenteil zu verkehren. Also versuchte ich zu sagen: »Meine Freunde *sollen* aufhören, mich zu besuchen.«

Beim ersten Lesen wirkt das absurd, aber als ich den ursprünglichen Gedanken auf diese Weise umdrehte, sah ich, dass es möglicherweise echte Gründe dafür gab, dass meine Freunde mich nicht mehr besuchten. Viele Menschen fühlen sich unwohl in Gegenwart anderer, die krank sind. Sie fürchten vielleicht, selbst krank zu werden, oder vielleicht erinnert sie der Anblick eines Kranken an ihre eigene Sterblichkeit. Sie könnten mich nicht besuchen wollen, weil sie denken, dass es mir zu viel abverlangt. Vielleicht fühlen sie sich nicht wohl dabei, mir etwas über all ihre unterhaltsamen Aktivitäten zu erzählen, da ich ans Haus gefesselt bin. Außerdem haben die Leute mit ihrem eigenen Leben genug zu tun; oft bleibt ihnen kaum Zeit für ihre eigene Familie. Oder vielleicht haben auch sie gesundheitliche Probleme. Woher sollte ich das wissen, da ich nicht mehr mit ihnen in Kontakt stehe?

Die Arbeit mit der Umkehrung führte zu zwei weiteren unerwarteten Einsichten. Erstens: Als ich all diese möglichen Gründe vorbrachte, warum Freunde nicht zu Besuch kommen könnten, dämmerte es mir erstmals: Die Tatsache, dass sie nicht kamen – oder noch nicht einmal anriefen –, bedeutete nicht, dass sie keine freundlichen Gedanken mir gegenüber hegten und nicht hofften, dass ich wieder gesund würde. Hatte es in all den Jahren nicht auch Menschen gegeben, bei denen ich mich hätte melden können, als sie krank waren, und ich hatte es nicht getan? Auf jeden Fall.

Zweitens: Ich erkannte, dass die Gründe, aus denen Freunde mich nicht besuchten, mit dem zusammenhingen, was in ihrem eigenen Kopf vorging, nicht in meinem. Ich kann noch nicht einmal die Gedanken kontrollieren, die in meinem eigenen Geist aufkommen. Wie war ich nur auf die Idee gekommen, ich könne kontrollieren, was meine Freunde dachten? Kein Wunder, dass ich im vierten Schritt, als ich überlegte, wer ich ohne den stressbehafteten Gedanken wäre, das Gefühl hatte, eine schwere Last sei von mir genommen worden. Wie der Buddha sagte: Mit unseren Gedanken erschaffen wir die Welt. Ich hatte eine verbitterte Welt voller Groll geschaffen.

Die Arbeit mit Byron Katies Fragen zeigte mir, dass ich so viele emotional belastete Geschichten darüber ersonnen hatte, warum Freunde mich nicht besuchten, dass ich nicht innegehalten hatte, um zu untersuchen, was die wahren Gründe dafür sein könnten. Nicht meine Freunde waren die Ursache meines Leidens, sondern mein eigenes nicht untersuchtes Denken über sie. Diese Wunde, die ich spürte, erwies sich als ein mir selbst zugefügter Schmerz. Nun konnte sie beginnen zu heilen. Ich hörte damit auf, Freunden vorzuwerfen, dass sie mich nicht besuchten, und ging nicht mehr davon aus, dass ihnen nichts an mir lag.

Ich verwende Katies Fragen die ganze Zeit hindurch. Ich habe sie sogar eingesetzt, als ich wie Kleber an einem stressbehafteten Gedanken über sie haftete! Tony plante unsere Teilnahme an einem Tagesseminar von ihr in Spirit Rock. Ich wollte wirklich hinfahren. Aus Katies Büchern und den Videos auf ihrer Website, in denen ich sie im Einzelgespräch sehen konnte mit Leuten, die sie durch die »vier Fragen und eine Umkehrung« führt, hatte ich das Gefühl, sie persönlich zu kennen.

Wie Katie es vorgeschlagen hätte, schrieb ich also den Gedanken auf, der mir so viel Stress verursachte: »Ich will wirklich Samstag nach Spirit Rock fahren, um Katie zu sehen.« Dann unterzog ich den Gedanken ihrem Fünf-Stufen-Prozess. Es war nicht nur wahr, dass ich fahren wollte, sondern anders als bei dem Beispiel meiner Freunde, die mich nicht besuchten, dachte ich diesmal, es sei »mit absoluter Sicherheit wahr«. Mit diesen beiden Fragen zu beginnen – »Ist der Gedanke wahr? Können wir mit absoluter Sicherheit wissen, dass er wahr ist?« – zwingt uns, wie Katie sagt, uns auf die eine oder andere Weise festzulegen. Dann können wir beobachten, was der Geist tut, um unsere Antwort zu verteidigen. »Erzähl mir bloß nicht, dass ich nicht nach Spirit Rock fahren will! Ich will es unbedingt!«

Dann ging ich zur dritten Frage über und fragte, wie ich reagieren würde, wenn ich den Gedanken »Ich will wirklich Samstag nach Spirit Rock fahren und Katie sehen« glaubte. Ich reagierte mit Ärger und Groll. Ich fühlte mich wie ein Opfer in einer unfairen Welt. Doch als ich mich der vierten Frage zuwandte und fragte, wer ich ohne diesen Gedanken wäre, sah ich sofort, dass ich eine Person wäre, die im gegenwärtigen Moment lebt, zufällig ein wunderschöner, sonniger Dienstag – Tage entfernt vom Samstags-Event.

Mich durch diese vier Fragen hindurchzuarbeiten war hilfreich, doch, wie es manchmal vorkommt, hielt sich der stressbehaftete Gedanke hartnäckig, bis ich zur magischen Umkehrung kam. Ich drehte den Gedanken um in »Ich will Katie am Samstag nicht sehen«. Dann suchte ich, entsprechend Katies Anleitung, nach mindestens drei echten Gründen, aus denen die Umkehrung wahr sein könnte. Mir fielen fünf ein. Erstens würde es eine oder vielleicht mehrere Wochen dauern, bis ich mich von der Reise erholt haben würde. Zweitens würde die Veranstaltung sehr voll sein und ich würde vielleicht keinen bequemen Platz zum Sitzen oder Liegen finden. Drittens könnte ich mich bei jemandem dort mit einer Erkältung oder Grippe anstecken. Als vierten Punkt fiel mir ein, dass es meine Überprüfungsfähigkeiten nicht unbedingt noch mehr steigern würde, wenn ich Katie persönlich träfe, als wenn ich weiterhin ihre Videos auf meinem Computer sah. Fünftens könnte sich ein Treffen mit ihr als große Enttäuschung erweisen! (Von ihren auf Video aufgezeichneten Gesprächen mit anderen, die ich gesehen habe, weiß ich, dass Katie diese letzte Umkehrung sehr gefallen hätte.)

Nachdem ich all das zu Papier gebracht hatte – wie sie es wegen der Macht des geschriebenen Wortes vorschlägt –, war ich ganz zufrieden, an jenem Samstag nicht zu fahren. Ich hatte den stressbehafteten Gedanken losgelassen, und er kehrte nie zurück, noch nicht einmal, als ich mich von Tony verabschiedete, der zu ihr fuhr.

Eines Tages schrieb ich einen Gedanken auf, der verständlicherweise eine große Quelle des Leidens war:

»Ich hasse es, krank zu sein.«

Es stimmte, und ich hatte das Gefühl, es war *absolut* wahr. Aber wie reagierte ich, wenn ich den Gedanken glaubte? Verbittert, frustriert, abgesondert von der Welt. Wer wäre ich ohne den Gedanken? Ich wäre eine Frau, die auf einem bequemen Bett in einem ruhigen Zimmer lag und sich am exquisiten Spiel des Sonnenlichts auf dem Schwanz eines Eichhörnchens erfreute, das vor ihrem Fenster zu sehen war. Katie sagt, sie verlange nicht von uns, den stressbehafteten Gedanken aufzugeben, sondern ihn lange genug fallen zu lassen, um zu sehen, wer wir ohne ihn wären.

Dann kehrte ich den Gedanken um:

»Ich liebe es, krank zu sein.«

Konnte ich tatsächlich mit drei echten Gründen dafür aufwarten, dass diese Umkehrung wahr war? Ich dachte zunächst, ich könne das nicht, dennoch ließ ich die Tinte von meinem Füller auf das Papier fließen. Als ich fertig war, hatte ich mir zwölf Gründe einfallen lassen. Hier sind meine Aufzeichnungen, nicht redigiert und in der Reihenfolge, in der ich sie aufgeschrieben habe:

- Ich reagiere nicht auf einen Wecker.
- Ich habe die perfekte Ausrede, Ereignissen und Leuten aus dem Weg zu gehen, mit denen ich nicht zusammen sein will.
- Ich habe massenhaft Zeit, mit Tony und Rusty, unserem Hund, zusammen zu sein.
- Ich lerne Bridgett, meine Schwiegertochter, das erste Mal in über zwölf Jahren wirklich kennen.
- Mein Leben ist ziemlich ruhig und friedlich.
- Ich bleibe nie im Stau stecken.
- Ich brauche nicht zu arbeiten.
- Ich brauche nichts zu lesen oder mir zu erarbeiten.
- Meine »To-do-Liste« ist sehr kurz.
- Der Großteil meines Tages ist nicht verplant, sodass ich im Sommer im Garten liegen kann, bevor es zu heiß wird; im Winter warte ich damit, bis es etwas wärmer geworden ist.
- Ich bin Menschen begegnet, die ich sonst nie kennengelernt hätte.
- Weil ich zu Hause war, konnte Winnie, unsere Hündin vor Rusty, noch ein Jahr leben. Denn in diesem letzten Jahr hätten wir sie nicht allein zu Hause lassen können.

Ich kann nicht behaupten, dass ich den Gedanken »Ich hasse es, krank zu sein« seit dieser Überprüfung nicht aufs Neue geglaubt und infolgedessen gelitten hätte – dutzende Male ist das passiert. Bei dieser Arbeit geht es jedoch nicht unbedingt darum, sich von stressbehafteten Gedanken zu befreien, sondern es soll vielmehr ihre Gültigkeit überprüft werden. Doch die Arbeit, die ich an jenem Tag über »Ich hasse es, krank zu sein« getan habe, ist genau hier, auf Papier, und es ist stets hilfreich, sie noch einmal zu lesen.

Dann kam der Tag, an dem ich diesen stressbehafteten Gedanken anpackte:

»Ich bin krank.«

Ich war überrascht angesichts der Zahl echter Gründe, aus denen die Umkehrung wahr war:

»Ich bin nicht krank.«

Mein Geist ist nicht krank – ich bin in der Lage, diese Selbsterforschung durchzuführen. Mein Herz ist nicht krank – ich kann Liebe ausdrücken und anderen eine Hilfe sein. Nicht mein ganzer Körper ist krank – ich kann gehen, tippen, die Vögel beobachten, Beethoven hören. Nach dieser Übung hatte ich einfach nicht das Gefühl, ein kranker Mensch zu sein. Vielmehr erkannte ich: Je mehr ich den Gedanken »Ich bin krank« glaubte, umso kränker fühlte ich mich.

Byron Katie stellt uns eine systematische Methode zum Untersuchen von leidverursachenden Gedanken zur Verfügung, und ihre Fragen führen uns zur Zweiten Edlen Wahrheit des Buddha: Ursache des Leidens ist das Verlangen. Hinter jedem stressbehafteten Gedanken steht das Verlangen, die Dinge sollten anders sein, als sie sind. Ich wollte, dass Freunde mich besuchten. Ich wollte nach Spirit Rock fahren, um Katie zu sehen. Ich wollte nicht krank sein. Diese »vier Fragen und eine Umkehrung« geben uns ein Werkzeug an die Hand, um Frieden mit unserem Leben zu schließen, so, wie es ist.

13
Im gegenwärtigen Moment leben – den Geist heilen

Wenn wir im gegenwärtigen Moment präsent sind,
können wir die Schönheit, die uns umgibt,
und manches Wunder direkt vor unseren Augen sehen –
ein neugeborenes Baby, die Sonne, die am Himmel aufgeht.

Thich Nhat Hanh

Wenn Betroffene erstmals erkennen, dass sie eine chronische Erkrankung haben, die ihre Aktivitäten erheblich einschränkt, probieren sie alles nur Erdenkliche aus, um ihr altes Leben wieder zurückzuerlangen: verschreibungspflichtige Medikamente, homöopathische Mittel, esoterische Heilbehandlungen, Nahrungsergänzungsmittel, sogar Sauerstoffkammern. Als sich meine Pariser Grippe zu einer chronischen Krankheit verfestigte, durchkämmte ich das Internet auf der Suche nach möglichen Behandlungsmethoden. (Ich habe einen großen Pappkarton, den ich »Karton der verworfenen Mittel« nenne).

Meine Online-Streifzüge erbrachten, dass viele Kranke unabhängig von ihrer Religionszugehörigkeit feststellten, dass von allen Behandlungen, die sie ausprobiert hatten, einzig das Meditieren sehr hilfreich war. Ob Buddhisten oder nicht, viele wenden sich der Meditation *zu*, wenn sie chronisch krank werden. Diese hingebungsvolle Buddhistin dagegen wandte sich davon *ab*.

Als ich krank wurde, hatte ich eine Praxis der Sitzmeditation, die ich seit zehn Jahren regelmäßig ausübte. Ich meditierte zweimal täglich fünfundvierzig Minuten und verfuhr dabei nach der traditionellen Anleitung, »achtsam ein- und auszuatmen«, manchmal auch »dem Atem folgen« genannt. Wenn mein Geist vom Atem abschweifte (beispielsweise zu Gedanken über alles, was ich am nächsten Tag erledigen musste), brachte ich meine Aufmerksamkeit sanft wieder zum Atem zurück. Das ist eine der grundlegenden Anleitungen von Lehrenden der Achtsamkeitsmeditation. Der Zweck dieser Anweisung besteht darin, unsere Aufmerksamkeit immer wieder zu unserer Erfahrung des gegenwärtigen Augenblicks zurückzuführen.

Ich war so diszipliniert und stur in Bezug auf diese Praxis, dass es Teil unserer Familientradition geworden war, daran zu erinnern – und mich damit zu necken –, wie ich es sogar am Hochzeitstag unserer Tochter 1996 geschafft hatte, meine beiden Sitzungen einzuhalten. Das Bemerkenswerte daran war, dass Mara und Brad zwar in Washington D.C. lebten, die Hochzeit aber trotzdem in Davis stattfand, wo Mara aufgewachsen war. Sie und Brad kamen zwei Tage vor der Hochzeitsfeier in Davis an. Ich hatte nie eine große Party gegeben (bei Tonys und meiner Hochzeit waren zwölf Personen anwesend). Und nun richtete ich, die nie Partys gab, eine Hochzeit für über hundertfünfzig Personen aus. Unnötig zu erwähnen, dass ich überwältigt war von meiner Verantwortung am Hochzeitstag. Doch die Familie wusste: Was auch immer an diesem Tag geschieht, Mom wird meditieren, nicht nur einmal, sondern zweimal.

Beim Spirit Rock Retreat im Juli 2001, als ich am dritten Tag beim Aufwachen feststellte, dass meine Pariser Grippe zurückgekehrt war, brachte ich das Thema beim nächsten Gespräch mit meinem Meditationslehrer zur Sprache. Ich gab an, es falle mir schwer zu meditieren, weil ich krank sei. Mir wurde daraufhin erklärt, eine Krankheit sei die beste Zeit zu meditieren, denn es bereite mich auf die Zeit vor, wenn der Tod herannahe. Ich solle nur meinem Atem folgen und die Körperempfindungen wahrnehmen, wie sie aufkämen. Ich kehrte in mein Zimmer zurück, legte mich aufs Bett und versuchte immer wieder zu meditieren, aber die Körperempfindungen des Krankseins waren einfach zu unangenehm, als dass ich auf sie ausgerichtet hätte bleiben können. Ich war bei dem Retreat nicht dazu in der Lage, und zur Überraschung meiner Familie gab ich meine zehnjährige Praxis der Achtsamkeitsmeditation auf, von der wir alle geglaubt hatten, sie sei in Stein gemeißelt. Ich fühlte mich wie eine Versagerin, wenn ich online las, wie hilfreich Meditation für chronisch Kranke sei. Doch wenn ich es versuchte, war die mit Herzwummern einhergehende niederschmetternde Erschöpfung einfach überwältigend.

Es dauerte sieben Jahre, bis ich die Achtsamkeitspraxis wiederaufnehmen konnte, und zwar dadurch, dass ich die Bücher von Thich Nhat Hanh wiederentdeckte, der in seinen Lehren den Schwerpunkt auf Achtsamkeit im gegenwärtigen Moment legt, sei es in der formellen Meditation oder im Alltag. Bevor ich mehr zu den Lehren von Thich Nhat Hanh sage, möchte ich zwei Praktiken vorstellen, die veranschaulichen, wie die auf den gegenwärtigen Moment gerichtete Achtsamkeit Leiden verringern kann.

Übungen: Achtsamkeit im gegenwärtigen Moment

Die erste Praxis ist eine zweiteilige Übung, die ich »Lass es fallen!« nenne.

Beginnen Sie, indem Sie Ihre Aufmerksamkeit vom gegenwärtigen Moment *abwenden* und der Vergangenheit *zuwenden*, indem Sie sich etwas in Erinnerung rufen, das Sie sich selbst vorwerfen, das Sie bereuen oder das Sie einfach traurig macht. Für mich könnte die traurige Erinnerung sein, dass ich meinen Beruf aufgegeben habe, oder die, dass ich zwei Geburtstagspartys meiner Enkelinnen verpasst habe. Ich bereue auch, dass ich bestimmte Behandlungen ausprobiert habe, und wenn ich daran denke, löst das bei mir stressbehaftete Gedanken aus wie: »Bin ich heute kränker, weil ich dieses potenziell toxische antivirale

Mittel ein Jahr lang genommen habe, ohne dass sich mein Zustand besserte?« Eine Person, die jemanden pflegt, könnte sich an eine Reise erinnern, die abgeblasen werden musste, weil der oder die Angehörige zu krank zum Reisen war.

Halten Sie diese traurige oder stressbehaftete Erinnerung im Sinn und dann ... *lassen Sie sie einfach fallen.*

Vielleicht können Sie sie nur eine Millisekunde fallen lassen, aber tun Sie es einfach und richten Sie Ihre Aufmerksamkeit auf irgendeinen gegenwärtigen Sinneseindruck. Es könnte etwas sein, das Sie sehen, hören oder riechen. Es könnte das Gefühl Ihrer Füße auf dem Boden sein oder die Empfindung des aus- und einströmenden Atems. Spüren Sie die Erleichterung?

Wenn nicht, probieren Sie das Ganze noch einmal. Mit zunehmender Übung werden Sie feststellen, dass die Erinnerung bei der Anweisung »Lass es fallen« fort ist, ebenso wie das damit einhergehende Leid. Ist Ihr Geist im gegenwärtigen Moment, dann hören Sie vielleicht einen Vogel zwitschern oder spüren, wie eine Brise ihren Körper streift, oder Sie sehen ein schönes Bild an der Wand, riechen etwas, das in der Küche gekocht wird. Wie Thich Nhat Hanh im Epigramm zu Beginn dieses Kapitels sagt: »Wenn wir im gegenwärtigen Moment präsent sind, können wir die Schönheit, die uns umgibt, und manches Wunder direkt vor unseren Augen sehen.« Wenn Sie mit dieser Übung keinen Erfolg haben, versuchen Sie, die Augen geschlossen zu halten, während Sie sich auf die Erinnerung konzentrieren. Dann, wenn Sie sie fallen lassen, öffnen Sie die Augen und achten Sie auf irgendeinen Sinneseindruck des gegenwärtigen Augenblicks.

Nun gehen wir zum zweiten Teil der Übung über. Ziehen Sie Ihre Aufmerksamkeit vom gegenwärtigen Moment *ab* und richten Sie sie auf etwas in der *Zukunft*, das Ihnen zu schaffen macht oder das Sie in Stress und Unruhe versetzt. Es könnte etwas Persönliches sein oder auch Gedanken über die Zukunft der Welt. Ich habe einen wiederkehrenden Gedanken, der mir enormen

Stress verursacht: die Befürchtung, dass Tony krank wird oder einen Unfall hat und mich im Krankenhaus an seiner Seite braucht, damit ich mich mit den Ärzten auseinandersetze und mich um ihn kümmere, dass ich dazu aber nicht in der Lage wäre.

Ich beschwöre diese Furcht häufiger herauf, als ich zugeben möchte. Hier nun das, was ich dagegen tue: Zuerst erkenne ich an, dass die Furcht da ist, indem ich sie benenne: »Ah ja, meine alte Freundin, die Krankenhaus-Angst.« Dann lasse ich diesen heraufbeschworenen Gedanken einfach fallen und richte meine Aufmerksamkeit auf einen Anblick, ein Geräusch, einen Geruch oder eine Tastempfindung. Jedes Mal, wenn ich diesen Gedankengang über die Zukunft fallen lasse, entspanne ich mich in den gegenwärtigen Moment hinein und die Furcht und das Leid, mit denen der Gedanke einhergeht, weichen, als hätte ich eine schwere Last abgeworfen. Ich weiß, dass der Gedanke wiederkommen wird. Doch ich weiß auch, was ich tun kann, wenn er wiederkommt. (Ich liebe Mark Twains Bemerkung über stressbehaftete Gedanken über die Zukunft: »Ich bin ein alter Mann und ich habe viel Schreckliches erlebt, doch das meiste davon ist zum Glück nie eingetreten.«)

Zusammengefasst ist das die Übung:

Richten Sie Ihre Aufmerksamkeit auf eine stressbehaftete Erinnerung in der Vergangenheit und lassen Sie diese fallen.

Richten Sie Ihre Aufmerksamkeit auf einen stressbehafteten Gedanken in der Zukunft und lassen Sie diesen fallen.

Sie sind nun nur noch im gegenwärtigen Moment. Selbst wenn dieser Moment mit physischem Schmerz oder Unbehagen einhergeht, ist es nun leichter, sich in das Unbehagen hinein zu entspannen und darauf wie auf einer Welle zu reiten, denn Sie verschlimmern es nicht dadurch, dass Sie es zu dem mentalen Leiden hinzufügen, das mit Gedanken über die Vergangenheit oder die Zukunft erzeugt wird, wie: »Ich hätte es gestern nicht übertreiben sollen«, »Ich fürchte, dieser Schmerz wird nie vergehen«. Ich weiß, mein Geist wird in die Vergangenheit schweifen, aber ich weiß auch, dass ich ihn mit einem einfachen »Lass es fallen« wieder in den gegenwärtigen Moment bringen kann.

Diese Praxis habe ich vor Kurzem angewandt, als stresserfüllte Gedanken über die Vergangenheit und die Zukunft mich in einer Situation überkamen, die im Rückblick ziemlich banal war: Sie hängt mit der Zeit zusammen, als ich mir den Knöchel gebrochen hatte, kurz nachdem Tony zu einem Monats-Retreat weggefahren war. Der Knöchel verheilte, aber ich behielt eine lästige Schwellung und ein Kribbeln am Fußballen und in den Zehen zurück. Mein Hausarzt überwies mich an einen Podologen. Ich dachte: »Das ist ja mal ein Vergnügen – ein Arzttermin, der nichts mit meiner Krankheit zu tun hat!« Tony hatte eine andere Verpflichtung, und weil die Praxis des Fußspezialisten nur etwa einen Kilometer von zu Hause entfernt war, fuhr ich selbst zum Termin um 14.30 Uhr.

Um drei saß ich auf dem Stuhl im Untersuchungszimmer und mir schwirrte der Kopf von verschiedenen Dingen, die mir in der vergangenen halben Stunde aufgestoßen waren, und von Gereiztheit über die Zukunft. Erstens hatte die Sprechstundenhilfe, mit der ich am Telefon den Termin vereinbart hatte, mir den Weg zur Praxis nicht richtig beschrieben, sodass ich zehn Minuten lang im Kreis herumfuhr und mir Sorgen machte, dass ich zu spät kommen könnte. Zweitens musste ich, sobald ich das Haus gefunden hatte, über zwanzig Minuten im Wartezimmer sitzen. Drittens sagte mir die Sprechstundenhilfe, die mich zum Untersuchungszimmer führte, der Doktor sei gerade bei einem Patienten, und zog dann jemand anderen vor. Viertens war der spezielle Stuhl im Untersuchungszimmer des Fußspezialisten offenbar extra dazu entworfen, möglichst unbequem für mich zu sein.

Wütend über die vergangene halbe Stunde, verärgert über die Zukunft (*wie lange würde es wohl noch dauern, bis der Arzt kam?*), schloss ich die Augen, atmete einmal tief durch und sagte innerlich: »Lass es fallen.« In dem Raum, der sich dann durch diese drei Wörter bildete, stieg der Gedanke auf, dass ich nichts über das Zimmer wusste, in dem ich saß. Ich kam auf die Idee, meine Augen zu öffnen und es gründlich zu betrachten. Welche Farbe hatten die Wände? Hatte es eine ähnliche eingezogene Decke wie die, die ich so gut kennenlernte, als ich auf der Couch in meinem Büro an der juristischen Fakultät lag? Welche fußmedizinischen Instrumente lagen herum, die ich vom Stuhl aus in Augenschein nehmen konnte? Hing ein Bild an der Wand? Hatte das Zimmer ein Fenster?

Ich öffnete die Augen und begann den Raum achtsam zu erkunden. Während ich das tat, verflogen Zorn und Ärger. Die Erkundung war sogar so fesselnd, dass ich, als der Arzt den Raum betrat, das Gefühl hatte, es sei zu früh, denn ich hatte die Collage an der Wand noch nicht in all ihren Einzelheiten betrachtet!

Diese Praxis ist eine Variante der Anleitung, die wir beim Erlernen der formalen Meditation erhalten. Wenn der Geist vom achtsamen Ein- und Ausatmen abschweift, weg vom Gewahrsein des aus- und einströmenden Atems, soll die Aufmerksamkeit behutsam wieder zum Gewahrsein des Atems zurückgebracht werden. Dieses geistige Abschweifen führt uns zu Gedanken über die Vergangenheit oder die Zukunft, Gedanken, die oft eine Quelle des Leidens sind. Doch die Empfindung des Atems ist im gegenwärtigen Augenblick. Wenn Joseph Goldstein in der Meditation sitzt, sagt er manchmal leise, aber bestimmt zu penetranten Gedanken »Nicht jetzt« und kehrt dann wieder zum Atem zurück. Das ist vergleichbar mit der Praxis »Lass es fallen«, die ich außerhalb der formalen Meditation anwende.

Von meiner Tochter Mara habe ich eine bemerkenswerte Praxis gelernt, die der »Lass es fallen«-Praxis ähnelt. Sie kommt von Byron Katie. Mara hatte ein Podcast von Oprah Winfrey gehört, die Katie 2008 in der Radioshow »Oprah and Friends« interviewte. Katie erzählte über eine Erfahrung mit ihrer Tochter, die vor Jahren Probleme mit Alkohol und Drogen hatte. Abends fuhr die Tochter in ihrem Wagen weg, um auszugehen, und in den frühen Morgenstunden saß Katie da und wartete darauf, dass sie zurückkehrte. Je später es wurde, umso stressbeladener wurden Katies Gedanken. Sie stellte sich vor, ihre Tochter sei vergewaltigt worden oder habe einen Unfall gehabt und sei tot oder liege in Todesqualen am Straßenrand und weit und breit sei niemand, um ihr zu helfen. Eines frühen Morgens, als die Gedanken wieder in ihr aufstiegen, erkannte Katie, dass das Einzige, was wirklich mit Sicherheit die Wahrheit wiedergab, dies war: »Frau im Sessel wartet auf ihre geliebte Tochter.«

Mara hörte diesen Bericht und wusste, dass er ein Juwel enthielt, denn sie begann, ihren eigenen Geist von stressbeladenen Gedanken zu befreien, und verankerte sich im gegenwärtigen Moment, indem sie eine Version von Katies Worten anwandte, die gerade für sie selbst passte. Mara hat mir die Geschichte erzählt, weil der Vortag besonders stressig für sie gewesen war, sowohl körperlich als auch emotional (ein Zahnarzttermin mit der achtjährigen Malia wegen eines Notfalls war nur eines der Highlights). Wie Mara sagte, schwirrten ihr abends, als sie im Bett lag und zu lesen versuchte, stressbelastete Gedanken im Kopf herum, so als müsste sie den Tag immer wieder aufs Neue erleben (das ist uns allen schon einmal passiert, nicht wahr?). Dann sagte sie zu sich: »Frau liegt im Bett, liest ein Buch.« Und plötzlich war sie – nun ja, einfach eine Frau, die im Bett lag und ein Buch las! Sie hatte sich aus der Vergangenheit in den gegenwärtigen Moment katapultiert, ebenso wie Katie sich aus den Gedanken über die Zukunft zurückbefördert hatte – aus all den schrecklichen Szenarien, die sie für ihre Tochter entwarf – und in den gegenwärtigen Augenblick gelangt war mit »Frau im Sessel wartet auf ihre geliebte Tochter«.

Am Tag nachdem Mara mir davon erzählt hatte, fand auch ich mich im Kreislauf wiederkehrender stressbehafteter Gedanken über den vergangenen Tag wieder. Eine Freundin war vorbeigekommen, und ich machte mir Vorwürfe, dass ich in Bezug auf die mit ihr verbrachte Zeit nicht disziplinierter gewesen war. Natürlich kann es nicht schaden, darauf zu achten, wie sich ein Übermaß an sozialem Kontakt auf unsere Gesundheit auswirkt, aber sich Vorwürfe zu machen und schuldig zu fühlen wegen etwas, das bereits stattgefunden hat, ist nicht konstruktiv.

»Selber schuld, dass du dich heute so elend fühlst«, dachte ich zum x-ten Mal. An diesem Punkt blickte ich auf, sah mein Gesicht im Badezimmerspiegel und sagte: »Frau auf Hocker putzt sich die Zähne.« Es war ein magischer Moment. Er durchbrach den Klammergriff, in dem mich diese stressbehafteten Gedanken hielten. Nur um sicherzugehen, wiederholte ich (um es mit Katies Worten zu sagen) das Einzige, von dem ich mit Sicherheit wusste, dass es wahr war: »Frau auf Stuhl putzt sich die Zähne.« Und ich lächelte, denn im gegenwärtigen Moment zu sein ist tatsächlich eine Erleichterung!

Der vietnamesische Zen-Meister Thich Nhat Hanh lehrt zwar formale Meditation, legt jedoch den Schwerpunkt ebenso sehr darauf, dass man achtsam im gegenwärtigen Moment ist, wenn man seinen alltäglichen Verrichtungen nachgeht, angefangen beim Zähneputzen über das Bettenmachen bis hin zum Spülen. In *Das Wunder der Achtsamkeit* stellt er mehrere Achtsamkeitsübungen vor. Viele davon beginnen mit der Anweisung »halb zu lächeln« – an sich schon eine wundervolle Praxis. Versuchen Sie ein Halblächeln und sehen Sie, wie Ihr Geist und Ihr Körper sich sofort entspannen und ein Anflug heiterer Gelassenheit aufkommt. Hier nun zwei von Thich Nhat Hanhs Achtsamkeitsübungen, die Sie leicht in Ihrem Leben anwenden können:

Halblächeln beim Musikhören. Hören Sie zwei, drei Minuten ein Musikstück an. Richten Sie dabei Ihre Aufmerksamkeit auf die Worte, die Musik, den Rhythmus und Ihre Empfindungen. Lächeln Sie und achten Sie auf das Ein- und Ausatmen.

Achtsamkeit bei der Teezubereitung. Bereiten Sie eine Kanne Tee zu, entweder für einen Gast oder für sich selbst. Machen Sie dabei jede Bewegung langsam, voller Achtsamkeit. Jedes Detail Ihres Bewegungsablaufs sollte Ihnen bewusst sein. Seien Sie sich bewusst, dass Ihre Hände die Kanne am Henkel hochheben. Seien Sie sich bewusst, dass Sie den heißen Tee in die Tasse gießen. Folgen Sie jeder Phase des Ablaufs voller Achtsamkeit. Atmen Sie sanft und etwas tiefer als gewöhnlich. Werden Sie sich wieder Ihres Atems bewusst, wenn Ihre Gedanken abschweifen.

Ich habe immer noch keinen Weg gefunden, meine »formale« Meditationspraxis wiederaufzunehmen, obwohl Meditation vor meiner Erkrankung ein so wichtiger Teil meines Lebens war. Dennoch praktiziere ich täglich mit den Methoden und Übungen in diesem Buch – auch dann, wenn ich daran arbeite, meine negative Selbstbeurteilung umzuwandeln, die mitunter aufkommt, weil ich nicht mehr »formal« sitze. Doch die »Lass es fallen«-Praxis, Byron Katies Methode und die Lehren von Thich Nhat Hanh über Achtsamkeit im gegenwärtigen Moment machen es möglich, dass Achtsamkeitspraxis ein wichtiger Teil meines Lebens ist.

Ich möchte Sie als Leser ermutigen, es mit formaler Meditation zu versuchen, wenn Ihre Gesundheit und Ihre körperliche Verfassung es zulassen. Anleitungen finden Sie im Internet oder in Büchern. Thich Nhat Hanh bietet in *Das Wunder der Achtsamkeit* Anleitungen an. Ich empfehle auch *Vipassana-Meditation – Die Praxis der Freiheit* von Joseph Goldstein und *Die Praxis der Achtsamkeit* von Bhante Gunaratana.

Wenn Ihnen Spiritualität nicht liegt, greifen Sie auf die Werke von Jon Kabat-Zinn zurück. Er war der Wegbereiter darin, traditionelle buddhistische Achtsamkeitsmeditation in eine säkulare Praxis umzuwandeln. Er ist der Begründer des *Center for Mindfulness in Medicine, Health Care, and Society* an der Medizinischen Fakultät der University of Massachusetts und hat mehrere Bücher darüber geschrieben, wie Achtsamkeitsmeditation zur Stressreduktion und zur Förderung der Heilung verschiedener gesundheitlicher Beschwerden eingesetzt werden kann. Das von ihm entwickelte Programm nennt sich *Mindfulness Based Stress Reduction* (MBSR; deutsch: Achtsamkeitsbasierte Stressreduktion).

Sollten körperliche Schmerzen oder Unbehagen sich als Hindernis erweisen, versuchen Sie es mit geführten Audio-Meditationen. Weil Sie der anleitenden Stimme zuhören, ist Ihr Geist mit etwas anderem beschäftigt, als sich ausschließlich auf physische Empfindungen zu konzentrieren. Selbst wenn die Meditation sich auf den Körper konzentriert, ist es mit einer gesprochenen Anleitung einfacher, sich in die Empfindungen hinein zu entspannen, ohne das Unbehagen durch zusätzliche stressbehaftete Gedanken zu verschlimmern.

Ich schließe mit einem Gebet, das Sylvia Boorstein in ihrem Buch *Was geschieht, das geschieht* mit uns teilt. Während sie erläutert, inwiefern Metta und Achtsamkeit in der Praxis zusammenwirken, sagt sie: »Ich kann nicht wirklich achtsam sein – also ohne Zögern und ohne mich zu verstecken für die unmittelbare Erfahrung offen sein –, wenn mein Geist nicht gütig ist ...«

Und sie gibt uns dieses Wunschgebet, das Sie immer wieder sprechen können:

Möge ich diesem Augenblick in seiner Fülle begegnen.
Möge ich ihm als Freund begegnen.

14
Was tun, wenn man (scheinbar) nichts tun kann?

Heute wie an jedem anderen Tag erwachen wir leer
und verängstigt. Öffne nicht die Tür zum Studierzimmer,
beginne nicht zu lesen. Nimm ein Musikinstrument zur Hand.
Lass die Schönheit, die wir lieben, das sein,
was wir tun. Es gibt hunderte Arten, niederzuknien
und den Boden zu küssen.

RUMI

Der Buddha lehrt uns, wie wir geistiges Leid verringern oder beenden, und gibt uns dafür den Achtfachen Pfad, den ich weiter oben schon kurz beschrieben habe. Bei unserer Erkundung, wie mit unsensiblen und verletzenden Bemerkungen umzugehen ist, haben wir bereits über das Entwickeln »rechter Rede« gesprochen, und im nächsten Kapitel werden wir noch einmal darauf zurückkommen. Zuerst wollen wir nun aber eine andere Praxis des Achtfachen Pfades betrachten, nämlich »rechtes Handeln«, weil sie uns chronisch Kranke sehr viel darüber lehrt, wie wir für uns Sorge tragen können. Einfach ausgedrückt, müssen Taten, die zur Beendigung des Leidens führen, kultiviert werden, während Taten, die Leid fördern oder verstärken, zu vermeiden sind. Kluges *Nichthandeln* können wir uns demgemäß so vorstellen, dass wir uns einfach nicht auf Taten einlassen, die unseren Zustand verschlechtern.

Seit ich krank wurde, habe ich gelernt, wie entscheidend es ist – wenn auch schwierig –, kluges Nichthandeln zu praktizieren. Die Herausforderung besteht darin, Handlungen zu vermeiden, die die Symptome verschärfen, weil diese sich verschlimmernden

Symptome sowohl körperliches als auch geistiges Leid hervorrufen – mitunter so gravierend, dass ich in Schluchzen ausbreche, in überbordendem *Dukkha*, einem völligen Zusammenbruch. Früher kam das häufiger vor, doch inzwischen zum Glück nur noch selten. Ein Zusammenbruch ist nicht nur schwer für Tony, sondern ich fühle mich hinterher auch nur noch kränker.

Es ist klar, dass diejenigen von uns, die ans Haus gebunden sind, Aktivitäten aufgeben müssen, die sie von ihrem Heim wegführen. Ich bin zwar physisch nicht außerstande, das Haus zu verlassen, doch die anschließende Verschlimmerung der Symptome ist die Fahrt selten wert. Selbst innerhalb des Bereichs von Haus und Garten erfordert es eine enorme Disziplin, um Überanstrengung zu vermeiden. Ich arbeite immer noch daran, meine lebenslang antrainierte Überzeugung zu überwinden, dass das Haus in einem möglichst guten Zustand gehalten werden müsse, weil das für die Lebensqualität der Familie wichtig sei. Plötzlich und unerwartet wurden Pflichten wie Fensterputzen, Staubwischen oder Blätter vom Gehweg harken zu Aktivitäten, die das Leid verstärkten. Jeden Tag muss ich die Willenskraft aufbringen, mich von etwas abzuhalten, das nun in die Kategorie unklugen Handelns fällt, und nicht immer gelingt es mir. Ich habe ein *Haiku* von Issa in meiner Nähe aufgehängt. Es handelt davon, nicht zu schaden, aber ich benutze es als Mahnung, loszulassen:

Keine Angst, Spinnen,
Ich putze nur
gelegentlich.

Der Mittlere Weg

Können wir ein gutes, erfülltes Leben führen, wenn wir in unseren Aktivitäten so stark eingeschränkt sind? Können wir etwas tun, was das Leid reduziert, trotz der Begrenzungen durch die chronische Krankheit?

Ich habe herausgefunden, dass kluges Handeln darin liegt, den Mittelweg zu finden zwischen dem, was wir früher zu tun in der Lage waren, und der Alternative: aus Angst, die Symptome zu verschlimmern, oder aus Zorn über unser Unglück bzw. über das, was wir als solches wahrnehmen, gar nichts zu tun. Die Herausforderung besteht darin, den »mittleren Weg« zwischen zu viel und zu wenig zu finden.

In *Ein stiller Waldteich* spricht Ajahn Chah über seine Lehrmethode. Ich verwende diesen Text als Richtschnur, um zu bestimmen, was angesichts meiner neuen Einschränkungen kluges Handeln ist:

> Es ist, also ob ich Leute eine Straße daherkommen sehe, die ich gut kenne. Ihnen mag der Weg unklar sein. Ich schaue auf und sehe, wie einer dabei ist, auf der rechten Straßenseite in einen Graben zu fallen, also rufe ich ihm zu: »Geh nach links, geh nach links!« Entsprechend rufe ich, wenn ich eine andere Person sehe, die dabei ist, in den Graben auf der linken Seite zu fallen: »Geh nach rechts, geh nach rechts!« Das ist meine ganze Lehre. In welchem Extrem du dich auch verfängst, wo immer du auch anhaftest, sage ich: »Lass auch das los.« Lass links, lass rechts los. Komm zur Mitte zurück, und du wirst beim wahren Dharma ankommen.

Der Schlüssel zu klugem Handeln für chronisch Kranke liegt demnach darin, Extreme zu vermeiden. Wenn wir zu weit einer Seite zuneigen und uns verhalten, als verfügten wir über dasselbe Stehvermögen und dieselben körperlichen Fähigkeiten wie früher, dann laufen wir Gefahr, uns zu überanstrengen und tagelang im Bett bleiben zu müssen. Scheren wir dagegen zu weit zur anderen Seite aus (zum Beispiel, wenn wir einfach in Embryohaltung im

Bett liegen bleiben, wie ich in den ersten Monaten meiner Krankheit), könnten wir in Verzweiflung verfallen. Ein anderes Extrem. Beides erhöht unser Leid (und das der Pflegeperson) und kann daher nicht als kluges Handeln betrachtet werden. Die Herausforderung besteht darin, diesen mittleren Weg zu finden.

Eins nach dem anderen

Eine weitere Richtlinie für kluges Handeln habe ich vom koreanischen Zen-Meister Seung Sahn gelernt. Es ist eine Lehre, die ich als ganz entscheidend betrachte, wenn ich versuche, vom Bett aus klug zu handeln:

»Wenn du liest, dann lies nur. Wenn du isst, dann iss nur. Wenn du denkst, dann denke nur.«

Für uns heißt das: Kein Multitasking! Das ist ein besonders guter Ratschlag für chronisch Kranke, deren Symptome sich verschlimmern, wenn zu viele Sinneseindrücke auf sie einwirken. Es ist viel Disziplin erforderlich, um die Gewohnheit des Multitasking zu durchbrechen. Achtsamkeitspraxis hilft, denn bis wir bewusst im gegenwärtigen Moment präsent sind, kann es passieren, dass wir mehrere Dinge gleichzeitig tun, ohne es überhaupt zu merken.

Hilfe!

Pflegende Angehörige sind durch diese neue, unerwartete Lebensveränderung ebenfalls zu einer Veränderung in ihrem Handeln gezwungen. Ob sie Ehepartner, Lebensgefährte, Kind oder Elternteil einer chronisch kranken Person sind: Aktivitäten außer Haus, die ihnen Freude machen, können nun plötzlich erheblich eingeschränkt sein, weil sie zu Hause bleiben und sich um die kranke

Person kümmern müssen, die in ihrer Obhut ist. Selbst zu Hause kann die Möglichkeit, mit dem Angehörigen zu kommunizieren, durch dessen Krankheit stark eingeschränkt sein.

Es überrascht nicht, dass Pflegende Momente der Verzweiflung durchmachen, in denen sie (laut oder innerlich) ausrufen: »Hilfe! Ich weiß einfach nicht mehr, was ich tun soll, damit es dir besser geht.« Dieses Dilemma bringt mich wieder zu dem Thema zurück, das im Titel dieses Kapitels angesprochen wird, und so stellt sich nun die Frage: Was können Pflegende für ihre Angehörigen tun, wenn sie (scheinbar) nichts tun können? So war es bei uns zu Hause:

Als ich schon eine Weile krank war, fiel mir auf, dass das Essen, das Tony mir abends ans Bett brachte, anders schmeckte. Plötzlich erhielt ich eine Gourmet-Mahlzeit! Sie schmeckte nicht nur spektakulär, sondern war auch noch sehr schön anzusehen. Er hatte sich wirklich Mühe gegeben, Speisen mit unterschiedlicher Beschaffenheit und verschiedenen Farben zu verwenden. Ich freute mich immer auf diese Mahlzeit, die zum Highlight meines Tages wurde. Ich fragte Tony zwar nicht danach, vermutete aber, dass er das tat, weil ihm klar war, dass er die Krankheit nicht zu heilen vermochte. (Wie sollte er auch? Ein Dutzend Ärzte waren dazu nicht in der Lage.) Doch dies war etwas, das er tun *konnte* und das meine Lebensqualität erhöhte.

Selbst wenn Sie hilflos sind und die Krankheit ihres Angehörigen nicht heilen können, gibt es »rechtes Handeln« – freundliche, großzügige Taten: eine Mahlzeit kochen, eine Massage geben, vorlesen. Aus meiner Erfahrung kann ich Ihnen sagen, dass solche kleinen Dinge die Stimmung chronisch Kranker heben können – und dadurch auch die Stimmung derjenigen, die sie pflegen.

15
Zen hilft

Alles
So wie es ist,
wie es ist.
So.
Blühende Blumen.
Nichts hinzuzufügen.
Robert Aitken

Obwohl ich keine Schülerin des Zen-Buddhismus bin, lese ich gerne die Unterweisungen und Kommentare von Zen-Meistern. Zen hat mir auf dreierlei Art geholfen, gut mit der chronischen Krankheit zu leben, und davon möchte ich Ihnen gerne erzählen. Alle drei sind zu einem Teil meiner Praxis geworden.

Erstens: Zen vermag in einzigartiger Weise den Geist so zu schockieren, dass er aus seiner üblichen Wahrnehmung der Welt hinausgelangt. Ich kann darauf bauen, dass Zen mir eine frische Perspektive auf mein eigenes Denken ermöglicht oder mich gleich ganz in einen Bereich jenseits des Denkens führt. Zweitens: Ein wesentlicher Schwerpunkt der Zen-Lehren liegt darauf, wie wenig wir mit Sicherheit wissen. Das ermutigt mich nicht nur dazu, meine lebenslangen Annahmen zu hinterfragen, sondern erinnert mich auch daran, dass ich mich nicht mehr auf das fruchtlose Unterfangen einlasse, vorhersagen zu wollen, was mit meiner Krankheit (und meinem Leben) als Nächstes geschehen wird. Und wie befreiend ist es, die Last, alles wissen zu müssen, los zu sein! Und schließlich: Zen-Meister verwenden oft beim Lehren poetische Formen. Wie dieser Vers von Soen Nakagawa veranschaulicht, inspiriert die Zen-Poesie uns, die Welt mit anderen Augen zu sehen:

Alle Wesen sind Blumen
blühend
in einem blühenden Universum.

Und als Bonus kann die Art und Weise, wie Zen die Lehren des Buddha vermittelt – sei es dadurch, dass es den Geist schockiert, durch das Aufzeigen, wie wenig wir sicher wissen, oder durch poetische Sprache –, bei mir häufig ein gutes, altmodisches, zwerchfellerschütterndes Lachen auslösen, dessen medizinische Wirkung gut belegt ist.

Den Geist schockieren

*Koan*s sind Geschichten oder Dialoge aus der Zen-Tradition. Sie sind großartige Geist-Schocker, denn sie sind nicht mit dem konventionellen rationalen Denken zu verstehen. Der bekannteste *Koan*-Kommentator, Mumon (wie er auf Japanisch heißt; oder auf Chinesisch Wumen), sagt, wenn wir Zen erkunden wollen, müssen wir »den Weg des Denkens versperren«. Der Weg des Denkens ist wie eine Spur, die wir in unser Bewusstsein eingegraben haben. Diese Spur besteht aus dem endlosen Strom von Gedanken und Geschichten, die wir immer wieder spinnen und die unsere Fähigkeit vernebeln, die Welt mit frischem Geist oder, um es mit der bekannten Formulierung von Shunryu Suzuki zu sagen, mit einem Anfänger-Geist zu erleben.

Nehmen Sie dieses *Koan*:

Ein Mönch fragte Ummon: »Was ist Buddha?«
Ummon antwortete: »Ein getrockneter Stab mit Scheiße.«

Ja, ein getrockneter Stab mit Scheiße! Zur Erklärung füge ich nur hinzu, dass wir heutzutage zu diesem Zweck Toilettenpapier benutzen und keine Holzstäbe. Es gibt Dutzende Kommentare zu diesem einen *Koan*. Katsuki Sekida schreibt dies dazu:

> Der Schüler fragt ernsthaft: »Was ist Buddha?« Vielleicht stellt er sich vor, dass das glorreiche Bild des Buddha das gesamte Universum durchdringt. Die Antwort kommt wie ein Hieb, der ein solches Bild zerschlägt. Diese Art von Antwort nennt man »den Gedankenstrom des Bewusstseins durchbrechen«.

Dass Sekida sich auf den Buddha als Stab mit Scheiße bezieht, der unser glorreiches Bild von ihm zerschlägt, versperrt unmittelbar unseren Weg des Denkens. Es holt uns aus unserer konventionellen Denkweise heraus, hinein in ein frisches Bewusstsein dessen, wie die Dinge sind. Weil ein Stab mit Scheiße Assoziationen zu etwas hervorruft, das von Bakterien und Viren durchsetzt ist, interpretiere ich dieses *Koan* so, dass mein kranker, schmerzender Körper nichts anderes ist als der Buddha, und somit kann eben dieser Körper ein Fahrzeug zur Befreiung, zum Erwachen sein. Robert Aitken beschwört in seinem Kommentar zu diesem *Koan* ein ähnliches Bild herauf. Er ruft ein Gedicht in Erinnerung, das er im Zweiten Weltkrieg während seiner Zeit als Gefangener in einem japanischen Internierungslager schrieb:

> *Im gärenden Fäkalschlamm*
> *dünsten fette weiße Maden*
> *Buddhaschaft aus.*

Beim Lesen von Robert Aitkens Gedicht denke ich an meinen chronisch kranken »gärenden« Körper, der Buddhaschaft einfach *ausdünstet*. Mit solchen Bildern von Scheiße-Stäben und fetten Maden schockiert Zen meinen Geist bis hin zu der Erkenntnis, dass dieser kranke Körper ein Fahrzeug zur Erleuchtung sein kann.

Oh, und dieses Scheiße-Stab-*Koan* bringt mich außerdem richtig zum Lachen!

Robert Aitkens Lehrer auf dem Zen-Weg war Koun Yamada, einer der großen Zen-Meister des 20. Jahrhunderts. (Zu seinen Kommentaren zu den Zen-*Koan*s siehe z. B. *Mumonkan: Die torlose Schranke – Zen-Meister Mumons Koan-Sammlung. Kommentiert von Yamada Koun Roshi.*) In seiner Erörterung eines *Koan*s mit dem Titel »Tozans sechzig Stockhiebe« erzählt Yamada die Geschichte des frühen Zen-Meisters Bokushi, der für seine Strenge bekannt war. War ein Schüler nicht bereit, seine Lehren zu empfangen, schubste Bokushi ihn zur Tür hinaus und schlug sie zu. Eines Tages schob Bokushi seinen Schüler Ummon zur Tür hinaus, wobei Ummons Bein stecken blieb und brach. Yamada schreibt:

> »Au!«, schrie er, und in diesem Augenblick erlangte Ummon plötzlich große Erleuchtung. Nur »Au!«, sonst nichts, kein Subjekt oder Objekt, weder relativ noch absolut, einfach »Au!« Das war Ummons große Erleuchtung.

Diese Geschichte ist sehr inspirierend für mich! Sie ruft mir anschaulich ins Gedächtnis: Wenn wir der körperlichen Empfindung von Schmerz oder unserem insgesamt schmerzenden Körper ungeteilte Aufmerksamkeit widmen, könnte das den Geist so schockieren, dass er darüber zum Erwachen gelangt – oder es uns zumindest einen Eindruck davon vermittelt. Kein Objekt. Einfach das Leben, wie es ist, mit Krankheit und allem.

Weiß-nicht-Geist

Viele Zen-*Koan*s beginnen mit einer Frage:

»Wenn du sagst, es gibt kein Ich, wer sagt das dann?«

»Hat ein Hund Buddha-Natur?«

»Was ist das Ich?«

Diese *Koan*s frustrierten mich regelmäßig. Inzwischen behandle ich sie als Fragen ohne Antworten. Um »Kein Ich, kein Problem« einen anderen Dreh zu geben, beantworte ich diese *Koans* mit »Keine Antwort, kein Problem«. Normalerweise reagierte ich mit Angst und Zorn auf die Welt angesichts der Frage, ob ich diese geheimnisvolle Krankheit jemals überwinden werde. Jetzt versuche ich sie wie ein *Koan* zu behandeln. »Werde ich wieder gesund?« – Vier Worte und ein Fragezeichen, die im Geist aufsteigen, und keine Antwort. Sie als *Koan* zu behandeln ändert meine Beziehung zu dieser Frage, die regelmäßig wiederkehrt, ob ich es will oder nicht. Auf diese Weise kann ich sie leichter nehmen und warten, bis sie in meinem Geist weiterzieht.

»Wird dieses antivirale Medikament mich gesund machen?« Wenn ich eine neue Behandlung begann, stellte sich unweigerlich schon beim Schlucken der neuen Tablette das Anhaften am Ergebnis ein. Heute versuche ich die Frage, ob eine Behandlung mich heilen oder mir zumindest helfen wird, als ein *Koan* zu behandeln – eine Frage ohne Antwort. Der koreanische Zen-Meister Seung Sahn bezeichnete dies als »Weiß-nicht-Geist«.

Der Weiß-nicht-Geist ist ein großartiges Überlebensinstrument für mich. Während einer Phase, in der ich mehrere Nächte hintereinander nicht schlafen konnte, und als ich mir schon stressbehaftete Geschichten über ein Leben ausdachte, in dem ich nie wieder Schlaf finden würde, hielt ich inne und erinnerte mich an Seung Sahns Weiß-nicht-Geist. Als meine Schlafenszeit herannahte, sagte ich mir innerlich: »Ich weiß nicht, ob ich schlafen kann oder nicht, also stelle ich keine Vermutungen in der einen oder anderen Richtung an.« Dieser Gedanke beruhigte mich, und schon bald, nachdem ich begonnen hatte, mit ihm zu üben, konnte ich allmählich wieder schlafen. Ich überstand diese schwierigen Tage, indem ich einen Weiß-nicht-Geist bewahrte und mich an die Praxis hielt, die ich schon in Kapitel 10 beschrieben habe: den Geist bewusst wegführen von der unangenehmen physischen Empfindung, die einen Körper mit Schlafmangel erfasst, hin zum Kultivieren einer der Himmlischen Verweilzustände.

Thich Nhat Hanh gelangt von einem anderen Blickwinkel her zu dieser Sichtweise auf das Leben. Er ermutigt uns, bei jedem einzelnen Gedanken oder vor jeder Handlung zu überlegen: »Bin ich sicher?« Das ist eine sehr wirkungsvolle Frage, da das Anhaften an Auffassungen und Meinungen eine wesentliche Ursache für Leid ist. Wie wertvoll die Lehre Thich Nhat Hanhs ist, fand ich viele Jahre vor meiner Erkrankung heraus. Es begann in einer sehr banalen Umgebung: vor der Kasse in einem Kaufhaus, zusammen mit anderen; ich wollte eine Hose bezahlen. Die Angestellte blickte auf und fragte: »Wer ist die Nächste?« Eine Frau neben mir trat nach vorn. Ich wollte gerade höflich einwenden, »Entschuldigen Sie, aber ich war zuerst da!«, als mir Thich Nhat Hanhs »Bin ich sicher?« in den Sinn kam, und so ließ ich der anderen Frau den Vortritt. Ich war zwar so gut wie sicher, dass ich zuerst da gewesen war, doch zuzulassen, dass die andere Frau vor mir bezahlte, hatte eine wunderbare Wirkung. Es wurde zu einem Akt der Großzügigkeit ihr gegenüber, nicht nur, weil sie das Geschäft vor mir verlassen konnte, sondern auch, weil ich ihr vielleicht die Peinlichkeit erspart habe, dass sie fälschlicherweise annahm, sie sei an der Reihe zu bezahlen. Und letztendlich – war ich wirklich hundertprozentig sicher, dass ich zuerst da gewesen war? Nein. Nur neunundneunzigprozentig sicher.

Diese profane Umgebung legte den Samen für eine Praxis, die nun einen zentralen Platz in meinem Leben als chronisch Kranke einnimmt.

»Dieser Arzt will mich nicht behandeln.« Bin ich sicher? Vielleicht ist er heute nur voll ausgebucht.

»Diese Freundin macht sich nichts mehr aus mir.« Bin ich sicher? Vielleicht hat sie Probleme in der Familie oder bei der Arbeit.

»Ich werde nie wieder gesund.« Bin ich sicher?

»Ich führe kein produktives Leben mehr.« Bin ich sicher?

Hunderte Male habe ich diese drei kurzen Wörter Thich Nhat Hanhs benutzt, um Annahmen und Meinungen loszulassen, und durch diesen Akt zugelassen, dass die Welt sich so entfaltet, wie es eben kommt. Diese Praxis wirkt, wie ich finde, ausgesprochen gut in Verbindung mit Byron Katies Methode, die Richtigkeit unserer Gedanken zu prüfen.

Die Zen-Dichtung

Zen-Unterweisungen sind tendenziell kurz und prägnant. Zusätzlich zu den *Koans* nehmen sie häufig die Form von *Haikus* an. Der charakteristische Stil und die Rhythmen dieser Ausdrucksformen klingen poetisch. Sie können Einsichten vermitteln, besänftigen und uns auch zum Schmunzeln bringen.

Auch *Gathas*, kurze Verse, die uns an unsere Praxis erinnern, helfen uns, im gegenwärtigen Moment präsent zu sein, wenn wir unseren Alltagsaktivitäten nachgehen. In seinem *Gatha*-Buch *Friede mit jedem Atemzug – ein Übungsbuch* sagt Thich Nhat Hanh, *Gathas* seien Übungen sowohl in Meditation als auch in Dichtung. Hier sein *Gatha* für das Füßewaschen:

Frieden und Freude
in jedem Zeh –
mein eigener Friede
meine eigene Freude.

Und sein *Gatha* über das Verwerten von Abfall:

Im Abfall sehe ich eine Rose.
In der Rose sehe ich den Abfall.
Alles ist in ständiger Veränderung.
Selbst Beständigkeit ist unbeständig.

In meinen ersten Jahren der buddhistischen Praxis, als Achtsamkeit im gegenwärtigen Moment noch neu für mich war, nahm ich dieses Buch, ein kleines Juwel, stets überallhin mit.

Auch ein anderes Buch mit *Gathas* liebe ich: *The Dragon Never Sleeps* (»Der Drache schläft nie«) von Robert Aitken. Seine *Gathas* sind wirklich Meditations- und Poesie-Übungen. Viele von ihnen bringen mich auch zum Lachen. Poetische Achtsamkeit und ein Lachen – eine großartige Medizin für chronisch Kranke!

Hier eine kleine Kostprobe aus Aitkens *Gathas*:

Wenn abwegige Gedanken hartnäckig anhalten,
schwöre ich bei allen Wesen,
Mir vorzustellen, dass selbst der Buddha
Manchmal dumme Ideen hatte.

Wenn der Verkehr Stoßstange an Stoßstange steht,
schwöre ich bei allen Wesen,
Mich in Bewegung zu setzen, wenn die Welt sich in Bewegung setzt,
Und anzuhalten, wenn sie wieder stoppt.

Wenn ich das Laub in meinem Hof harke,
schwöre ich bei allen Wesen,
Belanglose Gedanken zu kompostieren
Und Bohnen des Dao anzubauen.

Haiku ist eine Form japanischer Dichtung, die eine festgelegte Struktur hat. Es ist eine bevorzugte Ausdrucksform für Zen-Meister und Zen-Schüler. Mein Lieblings-*Haiku*-Meister ist Kobayashi Issa, ein Dichter des 18. Jahrhunderts. Issa verlor seine Mutter im zarten Alter von zwei Jahren und drei seiner eigenen Kinder, als sie noch im Kleinkindalter waren. Und dennoch bringen seine *Haikus* – besonders die über kleine Tiere – mich immer zuverlässig zum Lachen:

Die kleine Schnecke
ganz langsam steigt sie hinauf
auf den Berg Fuji.

Mücke an meinem Ohr,
meint sie,
ich sei taub?

Ich gehe aus,
Fliegen, entspannt euch –
liebt euch.

Es berührt mich sehr, dass dieser Mann, dessen Leben voller persönlicher Schicksalsschläge war, Gedichte schreiben konnte, die sich durch eine so genaue Beobachtung, solch eine Kreativität und oft unbändige Freude auszeichnen. Ich schließe mit einem *Haiku* von Issa, das alle drei Arten veranschaulicht, auf die »Zen hilft«:

Die Welt des Taus
ist die Welt des Taus
Und doch, und doch …

Issas poetischer Umgang mit Worten lässt mich die Welt mit anderen Augen sehen – Augen, die sich den Weiß-nicht-Geist bewahren. »Tau ist Tau«, bestätigt er scheinbar, doch die letzte Zeile des *Haiku* sagt mir, dass nichts gewiss ist. Die vergängliche Natur eines Tautropfens ist so, dass er sich beinahe im selben Augenblick, da wir ihn sehen, zu etwas anderem wandelt. Und schließlich schockiert mich die letzte Zeile und wirft mich aus der Spur des Geistes, die sich meinem Bewusstsein eingegraben hat, dieser Spur der scheinbar festgelegten Identität: Kranke. Und so könnte ich Issas Worte ändern zu:

Eine Kranke
ist eine Kranke
Und doch, und doch …

Ja, Zen hilft.

Von der Einsamkeit zum Alleinsein

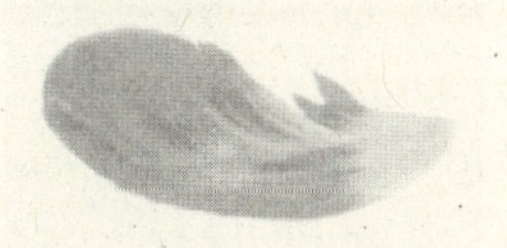

16
Besonnen kommunizieren

Meine Richtlinien:
Bemühe dich,
nicht zu viel zu reden
nicht zu schnell zu reden
nicht großartig von Erleuchtung zu sprechen
nicht abstoßend zu reden
nicht Kinder anzuschreien
nicht die Menschen zu übersehen,
zu denen du sprichst
nicht über Dinge zu sprechen,
von denen du nichts weißt

RYOKAN

Obwohl chronisch krank sein bedeutet, dass man sehr viel Zeit allein verbringt – worauf ich bald noch näher eingehe –, kommunizieren chronisch Kranke natürlich noch; genau wie alle anderen. Und viele der Taten, die im Leben das größte Leid hervorrufen oder die größten positiven Auswirkungen haben, konzentrieren sich auf einen einzelnen Teil des Körpers: den Mund. Ebenso wie wir – wie der Buddha gelehrt hat – mit unserem Geist Welten erschaffen, kreieren wir auch Welten mit dem, was wir sagen; also ist es wichtig, sehr darauf zu achten, dass wir unsere Sprache besonnen einsetzen. Bei chronisch Kranken kann Sprache – dazu gehören auch E-Mails, Briefe und andere schriftliche Nachrichten – Unterstützung und Hilfsbereitschaft fördern oder aber Isolation und Entfremdung steigern.

Dem Buddha zufolge hat »rechte Rede« fünf Eigenschaften: Sie ist wahr, höflich, zweckmäßig, kommt aus einer liebevollen

Gesinnung und wird zur rechten Zeit gesprochen. Diese Eigenschaften werden normalerweise in einer Formulierung zusammengeführt, die drei Aspekte beinhaltet:

Sprich nur, wenn das, was du sagst, wahr, freundlich und hilfreich ist. Es ist viel verlangt, nur noch Wahres, Freundliches und Hilfreiches zu sagen, aber wir können rechte Rede zu unserer Praxis machen, indem wir uns vornehmen, diese drei Eigenschaften im Sinn zu behalten, bevor wir unseren Mund aufmachen. Selbst Ryokan stellt seiner Aufzählung von Regeln des Sprechens, die als Epigramm über diesem Kapitel steht, die sanfte Aufforderung voran: »Bemühe dich …« Ich weiß, dass ich hin und wieder nicht die Wahrheit sage und auch unfreundliche oder nicht hilfreiche Dinge von mir gebe. Aber weil ich die feste Absicht habe, rechte Rede zu praktizieren, kann ich mir vergeben, wenn ich es einmal nicht schaffe; und ich kann über meine Worte nachdenken und noch einmal von vorn anfangen, statt das Ganze als ein Gebot zu sehen, bei dem ich entweder bestehe oder durchfalle. *Übung* ist das entscheidende Wort. Mit Übung können wir sehr geschickt darin werden, unsere Worte durch den Filter des Wahren, Freundlichen und Hilfreichen laufen zu lassen, bevor wir sie aussprechen – oder auf »Senden« klicken.

Ich habe herausgefunden, dass es oft leicht ist, zwei der Kriterien zu erfüllen, aber nicht alle drei. So mag es beispielsweise wahr sein, dass eine Freundin sich seit einem Monat nicht gemeldet hat, aber ist es wirklich hilfreich, sie damit zu konfrontieren? Wenn wir vor dem Abschicken einer Mail mit dem Inhalt »Warum hast du dich nicht gemeldet?« unsere Absicht, sie damit zu konfrontieren, ersetzen durch die Absicht, einmal zu fragen »Wie geht es dir?«, dann könnte daraus eine freundliche und hilfreiche Kommunikation entstehen. Wir entdecken vielleicht, dass die Freundin sich nicht gemeldet hat, weil sie berufliche oder familiäre Probleme hatte, was uns die Gelegenheit gibt, mitfühlend und unterstützend zu reagieren statt eigennützig.

Nachdem ich chronisch krank geworden war, sah ich mich einer unvorhergesehenen Herausforderung beim Praktizieren von rechter Rede gegenüber. Ich ging davon aus, dass jeder, dem etwas an mir lag, alle Einzelheiten über die Krankheit und die Behandlungen, die ich ausprobiert hatte, erfahren wollte. In den ersten fünf Jahren schrieb ich nach jedem Termin bei einem neuen Spezialisten oder bei Beginn einer neuen Behandlung eine ausführliche Mail, die ich dann an Jamal und Mara und ein oder zwei Freunde schickte. Die typische Antwort waren ein paar unterstützende Zeilen.

Ich nahm nicht nur an, dass die mir am nächsten stehenden Menschen alle Details über meine Krankheit wissen wollten, sondern ich glaube inzwischen auch, dass ich auf einer bestimmten Ebene versuchte, dafür zu sorgen, dass sie wirklich begriffen, wie krank ich war. Diese langen Beschreibungen bestanden zwar den Test des Buddha in Bezug auf Wahrhaftigkeit, aber beim Versenden hatte ich nicht darüber nachgedacht, ob sie auch freundlich und für die Empfänger hilfreich waren. Ja, ich war krank, aber jeder hat in seinem Leben seinen Teil an Leid zu tragen – unsere alte Freundin, die Erste Edle Wahrheit –, und meine Mails entsprachen nicht der rechten Rede, wenn ich das nicht berücksichtigte. Wenn Jamal Schmerzen im unteren Rücken zu schaffen machten oder Mara zu viel zu tun hatte mit den zahlreichen Dingen, die sie jeden Tag unter einen Hut bringen muss, ist es mit Sicherheit weder freundlich noch hilfreich, von ihnen zu verlangen, eine zwei Seiten lange E-Mail, die mit medizinischem Fachjargon gespickt ist und eine ausführliche Auflistung all meiner Schwierigkeiten enthält, zu lesen und freundlich zu beantworten. Ich war schon fünf Jahre krank, bevor mir dämmerte, dass ich meine Auffassung von rechter Rede überdenken sollte.

Als ich mich eingehender damit befasste, erkannte ich, dass es in meinem Kontakt zur Familie und zu Freunden bereichernder und erfreulicher für uns alle wäre, wenn ich nicht immer nur über meine Krankheit spräche. Die rechte Rede schließt auch das mit ein, was der Buddha als edles Schweigen bezeichnet hat – zu wissen, wann man *nicht* reden soll. Also hörte ich nicht nur damit auf, von meinen Erfahrungen mit jedem neuen Spezialisten oder jeder neuen Behandlung zu berichten, sondern suchte Gesprächsthemen mit meiner Familie und meinen Freunden, die unsere Beziehung interessant machten und mit Freude erfüllten. Mittlerweile ist es viel wahrscheinlicher, dass ich sie nach ihrem Leben frage, als dass ich über meine Krankheit spreche.

Einmal zum Beispiel rief ich Jamal an einem Sonntag an, um Hallo zu sagen. Ich hatte gerade eine Erkältung – »eine Krankheit auf der Krankheit« nennen wir das und meinen damit, dass eine akute Krankheit zur chronischen hinzukommt. Ich hatte schon den Mund aufgemacht, um ihm von meiner Erkältung zu erzählen, ertappte mich aber rechtzeitig dabei und fragte ihn stattdessen, was er so treibe. Wir plauderten eine halbe Stunde, und ich erwähnte die Erkältung überhaupt nicht. Nach dem Auflegen fühlte ich mich großartig mit unserem Gespräch. Es hatte meine Stimmung gehoben, und ich hoffe, seine auch.

Ich erzähle noch nicht einmal Tony die Einzelheiten jeder Behandlung – zur Linderung der Symptome, für besseren Schlaf oder für die völlige Genesung. Ich verwende Notizbücher, um Aufzeichnungen über meinen Zustand zu machen, und diese Einträge sind wichtig, weil ich daran die Wirkung verschiedener Medikamentendosierungen und dergleichen ablesen kann. Etwa fünf Jahre, nachdem ich erkrankt war, beschloss ich, dass sich in meiner Beziehung zu Tony nicht mehr alles nur um die Krankheit drehen sollte. Er ist dem ohnehin schon jeden Tag ausgesetzt. (Selbst wenn er nicht in der Stadt ist, meldet er sich telefonisch oder per E-Mail, wenn er nicht gerade bei einem Schweige-Retreat ist.) Würde ich mich jeden Tag mit ihm hinsetzen und meinen neuesten Notizbucheintrag analysieren, würde er zwar zuhören, aber wenn ich dafür nicht sein Feedback oder seinen Rat brauchte, wäre es weder freundlich noch hilfreich, Tony die Details jedes Symptoms und jeder Reaktion auf eine Behandlung zu erzählen, selbst wenn es den Wahrhaftigkeitstest bestünde.

Edles Schweigen erspart es Tony nicht, mir in Momenten zuzuhören, wenn ich es wirklich nötig habe – der gelegentliche von Schluchzen begleitete Frustrationsausbruch um zwei Uhr nachts oder die »Ich Ärmste«-Tirade nachmittags um zwei, wenn ich mich darüber beklage, dass ich bestimmte Dinge nicht mehr tun kann. Tony tröstet mich immer zuverlässig, wenn es zu diesen Zusammenbrüchen kommt. Er ist der selbstloseste Mensch, den ich kenne.

Plaudern

In einem Text antwortet der Buddha auf die Frage, was rechte Rede ausmache: »Meiden von Lüge, entzweiendem Reden, Beleidigung und Geschwätz.« Die ersten drei sind klar, doch der letzte Punkt kann heikel sein. Der Buddha warnte nicht nur deswegen vor leerem Geschwätz, weil es häufig bösartigen Klatsch mit einschließt, sondern auch, weil leeres Geschwätz – leichtfertiges, belangloses Reden – uns von wichtigen Dingen wie liebender Güte, Achtsamkeit und dem Entwickeln von Weisheit ablenkt. Überdies kann leeres Gerede, und sei es nur unschuldiger Klatsch, auch zu Neid und anderen mentalen Zuständen führen, die Leid verursachen. Doch nun, da ich die Fallstricke des leeren Geplauders benannt habe, muss ich gestehen: Seit ich krank wurde, ist das genau die Art von Reden, die ich am meisten vermisse. Mitunter sehne ich mich danach, gesund genug zu sein, um ein paar Stunden mit müßigem Geplauder zuzubringen und triviale Anekdoten mit Familie und Freunden auszutauschen. Schwatzen kann eine Form des herzlichen Austauschs sein und kann die Belastung, sich fortwährend auf ernste Angelegenheiten konzentrieren zu müssen, verringern.

Ich vermute, dass auch betreuende Angehörige sich gerne häufiger den Luxus einer Plauderei erlauben würden. Tony und ich leben in einer kleinen Stadt, und er hat einmal dem Stadtrat angehört. Er kann kaum irgendwohin gehen, ohne jemanden zu treffen, den er kennt. Ich weiß, dass er mit mir nicht über alle Schwierigkeiten spricht, auf die er trifft, wenn er allein unterwegs ist, weil er mich nicht damit belasten will. Ein wiederkehrendes Erlebnis hat er mir aber erzählt.

Wenn er im Supermarkt Bekannten begegnet, fragen diese sofort: »Wie geht es Toni?« Da er nicht lügen und ihnen weismachen will, es gehe mir besser, antwortet er zwangsläufig: »Wie vorher, unverändert.« Doch wie er mir sagte, ist diese absichtlich kurz gehaltene Antwort immer ein Gesprächskiller, ganz gleich, wie unbekümmert er sie vorbringt. Es gäbe eine Menge Themen, die man zwischen den Regalen im Supermarkt bereden könnte: Lokalpolitik, was die jeweiligen Kinder tun, sogar das Wetter! Aber die Tatsache, dass ich immer noch krank bin, ist der Elefant im Laden, an dem man kaum vorbeikommt.

Sicherlich sind auch andere Angehörige und Pflegende mit diesem Dilemma konfrontiert. Tony und ich haben schon besprochen, wie es umgangen werden könnte. Er hat schon versucht, von seiner Seite aus ein Gespräch in Gang zu bringen, indem er schnell fragt, was sein jeweiliges Gegenüber so macht (ihm zufolge mit gemischtem Erfolg). Weiterhin versucht er, sofort nachdem er »unverändert« gesagt hat, zu einem aktuellen Thema überzuwechseln, das nichts mit den jeweiligen Familien zu tun hat (mit mehr Erfolg).

Entzweiendes und beleidigendes Reden

Ein kleiner Schwatz darüber, wie es der Familie geht, über Ihre Pläne der nächsten Woche oder ein bevorstehendes Referendum ist normalerweise schlimmstenfalls neutral. Der Hauptkritikpunkt des Buddha gegen leeres Geschwätz war jedoch meines Erachtens die Tatsache, dass es leicht in entzweiendes und beleidigendes Reden umschlagen kann – und solches Gerede kann nicht nur anderen schaden, sondern auch demjenigen, der spricht.

Die Antonyme von *entzweiend* und *beleidigend* sind *einend* und *herzlich*. Wenn wir herzlich mit anderen sprechen, mit der Absicht, Einigkeit in die Interaktion zu bringen, dann lenken wir liebende Güte auf unsere Gesprächspartner. So geht rechte Rede Hand in Hand mit unserer Entwicklung der Himmlischen Verweilzustände. Wir sind dann auch freundlich zu uns selbst, denn entzweiendes und beleidigendes Reden verursacht Geisteszustände – Neid, Zorn und Groll –, die mentales Leid und – insbesondere, wenn man chronisch krank ist – körperliches Leiden hervorrufen können.

Wenn Sie merken, dass Sie im Begriff sind, zu anderen entzweiend oder beleidigend zu sprechen, ist Geduld bzw. geduldige Beharrlichkeit ein gutes Gegenmittel. Geduld zu kultivieren entschleunigt uns und lässt uns nachdenken. Das wiederum versetzt uns in die Lage, unsere Rede dahingehend zu überprüfen, ob sie *wahr*, *freundlich* und *hilfreich* ist, bevor wir sie in die Welt entsenden.

Ja, sich in rechter Rede zu üben kann viel verlangt sein. An manchen Tagen bin ich erleichtert, wenn ich nur einige wenige Regeln Ryokans befolgen kann – nicht abstoßend zu reden, Kinder nicht anzuschreien! Doch dann rufe ich mir in Erinnerung, dass der Buddha rechte Rede als unerlässliche Praxis auf dem

Pfad der Erleuchtung, des Erwachens, der Befreiung betrachtete. Mit dieser Anregung verdopple ich mein Bemühen, in der Kommunikation mit anderen nur Worte zu benutzen, die wahr, freundlich und hilfreich sind.

17
Gemeinschaft in der Isolation finden – ein stetiger Kampf

Ich habe noch nie eine Gesellschaft gefunden,
die so gesellig war wie die Einsamkeit.
Henry David Thoreau

Alle Menschen brauchen die Gesellschaft und Unterstützung anderer. Wir kreieren gemeinsam unsere Welt. Doch Gemeinschaft kann eine enorme Herausforderung sein für jemanden, der viel Zeit im Bett verbringen muss oder sich plötzlich trotz aller Pläne, mit anderen zusammen zu sein, hinlegen muss. Der Dharma misst der Gemeinschaft, die *Sangha* genannt wird, einen sehr hohen Wert zu. Das Wort *Sangha* bezog sich ursprünglich auf die Schüler des Buddha, dann schloss es auch buddhistische Mönche und Nonnen mit ein, und heute bezieht es sich auf die gesamte spirituelle Gemeinschaft, die einen Praktizierenden auf dem Weg zur Erleuchtung, zum Erwachen unterstützt. Viele Buddhisten sagen, die *Sangha* sei für sie die einzig wichtige Unterstützung auf dem spirituellen Weg. Sie sprechen davon, dass sie Zuflucht zur *Sangha* nehmen. Leserinnen und Leser aller Glaubensrichtungen werden den Wert der *Sangha*, der Gemeinschaft, im geistlich-spirituellen Leben zu schätzen wissen.

Bevor ich erkrankte, war ich in mehreren buddhistischen *Sanghas* aktiv. Zusammen mit Tony leitete ich eine wöchentliche Meditationsgruppe. Wir nutzten hierfür jeden Montagabend eine Versammlungshalle bei uns vor Ort. Mindestens einmal im Monat leitete ich die Sitzmeditation an und hielt anschließend einen Vortrag. Auch bei uns zu Hause empfingen wir monatlich eine

Gruppe, mit der wir *Dharma*-Texte diskutierten, die Tony oder ich auswählten und jeden Monat verteilten. Die Texte waren der Ausgangspunkt für lebhafte und oft humorvolle zwei Stunden, in denen wir besprachen, wie unser Leben seit unserer letzten Begegnung verlaufen war. Das war für mich *Sangha* in ihrer bereicherndsten Form. Tony leitet diese Gruppe immer noch in unserem Haus.

Wir fuhren auch häufig zu eintägigen Meditationsseminaren, die von Lehrenden angeleitet wurden. Sie kamen nicht nur aus Nordkalifornien, sondern aus der ganzen Welt. Zweimal im Jahr nahm ich außerdem an einem zehntägigen Schweigemeditations-Retreat teil, das von einigen der Lehrenden geleitet wurde, die ich in diesem Buch erwähnt habe. Nach meiner Erkrankung konnte ich an diesen Aktivitäten nicht mehr teilnehmen, obwohl die Versammlungshalle nur drei Blocks entfernt ist und die monatliche Gruppe im Nebenzimmer stattfindet. Immerhin: Wenn ich an der Seite sitze und mich fast nur auf das Zuhören beschränke, kann ich mich manchmal eine halbe Stunde der Monatsgruppe anschließen. Zusätzlich zum Verlust dieser kostbaren Quelle spiritueller Unterstützung musste ich lernen, mit der sozialen Isolation zurechtzukommen, die auf meine Krankheit folgte wie die Nacht auf den Tag.

Allein und abgesondert

»Es ist schwierig, zwischen den Auswirkungen meiner Krankheit und den Auswirkungen der Isolation zu unterscheiden«, schrieb ein Mitglied einer Online-Selbsthilfegruppe für Menschen, bei denen eine ganz ähnliche Krankheit diagnostiziert worden war wie bei mir. Auch ich habe Tage, an denen sich die Isolation anfühlt wie die Krankheit selbst. Menschen, die ans Haus gefesselt sind, fühlen sich nicht nur vom persönlichen Kontakt mit einzelnen

Menschen abgeschnitten. Häufig sind wir auch von der Natur isoliert und sogar von dem warmen Gefühl, das man in einer freundlichen Menschenmenge erleben kann. Die günstigste Gelegenheit, um den Wechsel der Jahreszeiten zu beobachten, haben wir auf der Hin- oder Rückfahrt zum Arzt, doch das ist oft ein Ausflug voller Stress. Dementsprechend ist unsere beste Gelegenheit, um uns unter Menschen aufzuhalten, im Wartezimmer einer Arztpraxis – nicht unbedingt die bequemste und auch keine besonders aufmunternde Umgebung. Kürzlich las ich den Blog-Eintrag einer Frau mit Chronischem Erschöpfungssyndrom, in dem sie schrieb, sie sei eine Woche zu früh zum Bluttest gegangen, nur um Menschen um sich zu haben.

Das Thema Freundschaft kann für chronisch Kranke schmerzlich sein. Der plötzliche Mangel an täglichem sozialem Kontakt war die schwierigste Umstellung, die ich zu bewältigen hatte – sogar noch schwieriger als der Verlust meines Berufs. Es war ein Gefühl, als sei ein Loch in meinem Herzen, das ehemals mit dem Anblick und den Geräuschen anderer Menschen angefüllt war. Ich habe die Kapitel dieses Buches nicht in der Reihenfolge geschrieben, in der sie nun stehen, aber dieses habe ich tatsächlich am Schluss geschrieben, denn ich ging der schwierigen Aufgabe aus dem Weg, das Leid in Worte zu fassen, das mit dem Verlust so vieler Freunde verbunden war. Auf einer Internetseite für chronisch Kranke drückte es jemand so aus: »Die Freunde verkrümelten sich nach und nach.« Ein anderer schrieb: »All meine Freunde sind mir abhandengekommen.«

2008 sah ich mir den Inhalt eines Aktenordners an und stieß auf eine Notiz, die ich im Juni 2002 geschrieben hatte. Sie weckte meine Aufmerksamkeit, denn ich habe seitdem gelesen, dass andere ebenfalls ähnliche Mitteilungen an Familie und Freunde schrieben, nachdem man eine nach außen hin nicht sichtbare chronische Krankheit bei ihnen diagnostiziert hatte – Arthritis, Lupus, Krebs, Diabetes, Herzkrankheiten oder Fibromyalgie.

Nachdem ich die Mitteilung geschrieben hatte, kopierte ich sie, fügte noch zwei Essays hinzu aus dem Buch von Peggy Munson, *Stricken – Voices from the Hidden Epidemic of Chronic Fatigue Syndrome* (»Angeschlagen – Stimmen zu der unsichtbaren Epidemie des Chronischen Erschöpfungssyndroms«), und schickte das Päckchen an vier enge Freunde:

> *Es tut mir leid, dass ich euch heute nicht, wie geplant, zum Lunch treffen konnte. Wenn ihr noch nie mit jemandem zu tun hattet, der in meiner Situation war, ist es für euch sicherlich schwer zu verstehen, warum ich nicht imstande bin, alles mitzumachen, weil ich immerhin einige Dinge tun kann und anscheinend gesund aussehe.*
>
> *Also dachte ich, ich schicke euch ein paar Essays. Eine der darin erwähnten Frauen ist immer noch berufstätig, die andere nicht. Bei beiden wurde das Chronische Erschöpfungssyndrom festgestellt, obwohl die Ärzte, wie bei mir, eigentlich nicht wissen, warum sie immer noch krank sind. Ihre Geschichten sind zwar anders als meine, aber in ihren täglichen Erfahrungen gibt es mehr Ähnlichkeiten als Unterschiede.*
>
> *Es ist von meiner Seite aus nicht nötig, dass ihr nach dem Lesen dieser Essays irgendetwas unternehmt; ich fühle mich nur besser, wenn ihr wisst, was derzeit mit mir los ist. Bis bald.*
>
> *Liebe Grüße,*
> *Toni*

Alle vier sind mittlerweile aus meinem Leben verschwunden. Und so ergeht es vielen chronisch Kranken. Wie ich schon erwähnt habe, hat Byron Katies Methode der Überprüfung mir geholfen, mit dem Verlust so vieler Freunde fertigzuwerden, aber ich erinnere mich noch lebhaft daran, wie ich mich fühlte, als ich diese

Mitteilung 2002 so sorgfältig abfasste. Ich hatte schreckliche Angst, dass meine Freunde mir »abhandenkämen«. Und wie sich zeigte, war es dann auch so.

Chronische Krankheit fordert ihren Tribut an Freundschaften aus mehreren Gründen. Wir werden als Begleiter für gemeinsame Unternehmungen unzuverlässig, da wir häufig Verabredungen in letzter Minute absagen müssen, wenn sich erweist, dass wir am Tag eines geplanten Treffens das Bett nicht verlassen können. Selbst wenn wir uns imstande fühlen, mit anderen zusammen zu sein, ist das Treffen unter Umständen auf zwanzig Minuten begrenzt, was andere vielleicht für eine Verabredung zu kurz finden. (Ihre Fahrt zu uns ist unter Umständen länger als die Zeit, in der wir uns zu unterhalten können.) Manche fühlen sich unwohl in Gegenwart Kranker. Manche wissen nicht, worüber sie mit uns reden sollen, weil sie meinen, Geschichten über ihre Aktivitäten könnten bewirken, dass wir uns schlecht fühlen. Und da wir in der Welt der Kranken leben, haben wir mit der Zeit immer weniger mit den Menschen gemeinsam, mit denen wir gearbeitet und unsere Freizeit verbracht haben.

Die Gründe zu kennen mindert nicht im Geringsten den Schmerz, der mit der Umstellung verbunden ist, denn wir sehen, wie einer nach dem anderen aus unserem Leben verschwindet, manche nach mehreren Jahrzehnten der Freundschaft. Zusätzlich zu dieser leidvollen persönlichen Erfahrung sind wir auch noch all den »Ratschlägen für gesundes Leben« ausgesetzt, in denen uns erklärt wird, es sei der psychischen und körperlichen Gesundheit zuträglich, ein aktives Sozialleben beizubehalten. Und so kommt zur Isolation noch die Sorge hinzu.

Während ich dies schreibe, habe ich nur eine regelmäßige Besucherin, die nicht zur Familie gehört, und sie war 2001, als ich erkrankte, noch nicht einmal Teil meines Lebens. Meine Freundin Dawn habe ich schon einmal erwähnt – unsere Kinder gingen zusammen in den Kindergarten; aber als sie im Teenager-Alter waren, lebten wir beide uns auseinander, und die Freundschaft schlief ein. Ich hatte sie fast zehn Jahre nicht mehr gesehen. Als sie von meiner Krankheit erfuhr, begann sie mich zu besuchen, und sei es nur für zwanzig Minuten – und das hat sie beibehalten. Wenn wir einen Besuch verabreden, gehen wir davon aus, dass ich mich wohl genug fühlen werde, um sie zu sehen. Und obwohl sie als Grundstücksmaklerin, Ehefrau, Mutter von drei Kindern und Großmutter von sechs Enkeln ein geschäftiges Leben hat: Wenn ich in letzter Minute absagen muss, akzeptiert sie die plötzliche Planänderung. Sie lässt sich von der Unvorhersehbarkeit meiner jeweiligen täglichen Verfassung einfach nicht aus dem Konzept bringen. Ich weiß, dass es andere Leute in der Stadt gibt, die ich zu einem Besuch einladen könnte. Ich tue es aber nicht, weil die Erfahrung mich gelehrt hat, dass die meisten nicht so viel Verständnis aufbringen wie Dawn, falls ich plötzlich absagen muss. Ich bin vorsichtig geworden. Das ist ein häufiges Dilemma chronisch Kranker.

Im September 2007 wurde meine zweite Enkelin, Camden, geboren. Seitdem fährt meine Schwiegertochter Bridgett jeden Donnerstagnachmittag aus Berkeley herüber. Außer wenn Tony da ist und sie auch ihn besuchen kann, kann sie nicht sehr lange bleiben, und sie weiß das. Trotzdem besteht sie darauf, zu kommen, obwohl ihre Fahrt länger dauert als der Besuch. Ich spiele mit Camden auf dem Bett, während Bridgett und ich versuchen, ein paar Minuten an Erwachsenengespräch einzubauen. Ich bin ihr so dankbar.

Das sind meine treuesten Besucherinnen – drei Ladys, die drei Generationen umspannen!

Freunde in weiter Entfernung und Familie in der Nähe

Natürlich gibt es für chronisch Kranke eine Alternative zu persönlichen Begegnungen: das Internet. Es kann eine gute Quelle sein, um Freundschaften aufzubauen. Ich bin jedoch nur begrenzt dazu in der Lage, auf diese Weise mit anderen in Kontakt treten, weil ich nicht lange am Computer bleiben kann, ohne meine Symptome zu verschlimmern. Dennoch habe ich online eine Frau kennengelernt, mit der ich seit 2004 per E-Mail kommuniziere. Manchmal ist meine Nachricht an sie nur eine Zeile lang: »Zu krank zum Schreiben.«

Zuerst schrieben wir nur über unsere jeweilige Krankheit, doch als wir entdeckten, dass wir mehr gemeinsam haben als unseren Gesundheitszustand, blühte unsere Freundschaft auf. Wir erzählten uns unsere Familiengeschichten, unser Leben, sprachen über Literatur und Kunst, etwas gemischt mit Politik, über spirituelles Streben, unsere größten Hoffnungen und Ängste. Die Wahrscheinlichkeit, dass Jo Wynn und ich uns persönlich begegnen, ist gleich null (sie lebt bei Baltimore), aber die Freundschaft könnte nicht bereichernder sein. Auf der anderen Seite der Welt bin ich Judy begegnet, die in Sydney lebt. Wir erzählen uns Geschichten über das Leben auf gegenüberliegenden Seiten des Planeten. Wir verfolgten gemeinsam die Präsidentschaftswahlen des Jahres 2008 und schrieben uns E-Mails hin und her, während die Ergebnisse eintrafen. Kürzlich nahm Judys Mann ein kurzes Video von ihr auf, um mir ihre Umgebung zu zeigen. Ich sah Surfer auf dem Meer und hörte das Geräusch der Zikaden. Der beste Teil war für mich, als ich Judys Akzent hörte.

Meine Krankheit hat auch meine Beziehung zu Familienmitgliedern verändert – manchmal sind sie mir sogar noch »näher«. Bevor ich erkrankte, traf ich mich regelmäßig mit meinen erwachsenen Kindern. Mara lebt eine Flugstunde und Jamal eine

Stunde Autofahrt entfernt. Eine Möglichkeit, wie ich trotz meiner neuen Begrenzungen eine enge Beziehung zu ihnen aufrechterhalten konnte, ist mittels Instant Messaging. Mit IM kann ich Live-Gespräche mit ihnen führen. Ich liege mit dem Laptop auf dem Bett, sie benutzen entweder ihren Computer oder ihr Handy, und so »unterhalten« wir uns. Wenn Mara und ihre Familie zu Besuch kommen, meldet sie sich manchmal sogar per IM vom Wohnzimmer aus, um mir zu erzählen, was vorne im Haus vor sich geht. Im Juni 2009 schloss mein Schwiegersohn Brad die Anderson School of Management der University of California, Los Angeles (UCLA) ab. Während ich auf dem Bett lag und an die Abschlussfeier dachte, die ich versäumte, erschien plötzlich diese Nachricht von Maras Handy auf meinem Bildschirm: »Brads Name wurde gerade aufgerufen, und er geht jetzt über die Bühne!« Dieser Austausch mit Jamal und Mara ist eine der großen Freuden meines Lebens. Weil Mara noch nie gern telefonierte, bin ich jetzt sogar regelmäßiger in Kontakt mit ihr als vor meiner Krankheit.

Das Alleinsein greift auf andere über

Pflegende sind unter Umständen ebenfalls sozial isoliert, weil ihr Angehöriger sie nicht zu Aktivitäten außer Haus begleiten kann. Tony erhielt bei unserer ersten Paris-Reise einen Vorgeschmack auf diesen Lebensstil – er wusste noch nicht, dass dies ein permanentes Charakteristikum seines Lebens werden sollte. »Ich habe meine Gefährtin draußen in der Welt verloren«, sagt er oft zu mir. Der Verlust geht viel tiefer und umfasst weit mehr als nur das gemeinsame Ausgehen zum Abendessen oder ins Kino. Viel Traurigkeit rührt von bestimmten Momenten verlorener Vertrautheit her, wie die liebgewonnene Fahrt nach Hause von einer Party, bei der Tony und ich uns hinterher gegenseitig über unsere Gespräche und Begegnungen mit anderen auf den neuesten Stand brachten –

mit wem wir gerne geplaudert hatten, wen wir hoffentlich nie wiedersehen würden.

Tony und ich hatten das große Glück, gute Freunde zu sein, als wir »draußen in der Welt« unterwegs waren. Was soziale Aktivitäten betrifft, ist er jetzt die meiste Zeit auch ans Haus gebunden. Leute, die uns früher als Paar einluden, laden Tony selten allein ein. Diese Erfahrung machen Partner chronisch Kranker häufig. Es ist ein merkwürdiges Phänomen, denn wenn jemand Single ist, beziehen Paare ihn oder sie bedenkenlos in ihre sozialen Aktivitäten mit ein.

Selbst zu Hause kann es passieren, dass Pflegende von ihrem Angehörigen getrennt sind. An manchen Tagen bin ich nur sehr eingeschränkt in der Lage, mit Tony zusammen zu sein. Durch so etwas sind Pflegende doppelt im Nachteil. Sie sind nicht nur allein, sondern sie sind allein mit ihren Sorgen und ihrer Frustration darüber, dass sie keine Besserung für ihre Angehörigen bewirken können.

Einsamkeit

Die Kombination aus dem Verlust von Freunden und der Unfähigkeit, das Haus zu verlassen, macht Isolation für viele von uns zu einer Lebensrealität. Nachdem ich krank geworden war, brauchte ich mehrere Jahre, bis mir klar wurde, dass Isolation an sich ein neutraler Zustand ist. Das Wörterbuch definiert es als »die Tatsache, dass man allein ist«. Bisher habe ich hier die Worte »schmerzlich«, »traurig«, »schwierig« hinzugefügt, weil das meiner eigenen Erfahrung der Isolation in den ersten Jahren der Krankheit entspricht. Wenn Isolation auch Ihnen Leid verursacht hat, denken Sie an die gute Nachricht, die der Buddha mit der Dritten Edlen Wahrheit überbringt: Es gibt Schritte, die wir tun können, um geistiges Leid zu verringern. Betrachten wir in diesem

Zusammenhang den folgenden Ausschnitt aus *Das Ewige im Jetzt* von Paul Tillich:

> Die Einsamkeit drückt den Schmerz des Alleinseins aus – die Abgeschiedenheit dessen Reichtum.

Um zu untersuchen, ob diese Aussage mir helfen könnte, meine Reaktion auf das Alleinsein zu ändern, griff ich auf die Methode von Byron Katie zurück, von der meine Tochter mir erzählt hatte. Erinnern Sie sich: Katie war in einem Kreislauf stressbehafteter Gedanken über das Schicksal ihrer Tochter gefangen, die spät nach Hause kam. Indem Sie für sich das Einzige wiederholte, was sie mit absoluter Sicherheit wusste – »Frau im Sessel wartet auf ihre geliebte Tochter« –, konnte Katie dem mentalen Leid Einhalt gebieten und einfach warten, bis ihre Tochter zurückkehrte.

Ich probierte diesen Ansatz aus, um Isolation (»die Tatsache, dass man allein ist«) im Zusammenhang mit Tillichs Erkenntnis zu untersuchen, und erkannte, dass dieselbe Gegebenheit der Isolation – »Frau auf Sessel, allein im Haus«; »Mann im Bett, allein im Schlafzimmer« – mit Einsamkeit oder aber einem Zustand zufriedener Abgeschiedenheit einhergehen kann.

Meine eigenen Streifzüge im Internet haben offenbart, dass für manche Menschen Isolation zu lähmender Einsamkeit führt, die von Mutter Teresa als die schrecklichste Armut bezeichnet wurde. In einer Radiosendung auf NPR (National Public Radio) sagte der Ehemann einer Frau, bei der das Chronische Erschöpfungssyndrom festgestellt worden war, es sei eine »sehr einsame Krankheit, wegen der extremen Isolation und auch, weil sie wegen des lächerlichen Namens von Familie und Freunden missverstanden wird.«

Anderen hingegen ermöglicht Isolation ein durchaus erwünschtes Alleinsein – Abgeschiedenheit. Manche schätzen das Alleinsein durchaus, weil sie dadurch mehr Kontrolle über ihr

Leben gewinnen. Eine Frau in einer Online-Selbsthilfegruppe für chronisch Kranke gab beispielsweise an, sie liebe die Isolation, weil darin niemand irgendwelche Forderungen an sie stelle. Andere schätzen das Alleinsein, weil es ein wesentlicher Bestandteil ihrer spirituellen Praxis ist. Eine weitere Frau aus der Gruppe sagte: »Alleinsein ist erfrischend für den menschlichen Geist und wird von allen Religionsgemeinschaften praktiziert, um Gott zu erfahren.« Tatsächlich gibt es eine jahrhundertealte Kultur der Abgeschiedenheit, die viele Menschen, ob gesund oder krank, für ihr spirituelles Wohlbefinden wichtig finden, obwohl unsere Kultur die Notwendigkeit eines aktiven Soziallebens so sehr betont.

Wenn Sie darunter leiden, dass Sie so viel allein sind, könnte die Einsicht helfen, dass Alleinsein an sich nicht unbedingt eine negative Erfahrung ist. Es ist ein neutraler Zustand – dem wir den Wunsch hinzufügen, die Dinge sollten anders sein (zum Beispiel, dass wir Gesellschaft haben). Wenn dieser Wunsch, die Dinge mögen anders sein, nicht erfüllt wird, leiden wir. Das ist die Zweite Edle Wahrheit des Buddha: Der Ursprung des Leidens ist Verlangen. Byron Katies Methode kann hier ebenfalls helfen. Kehren Sie zum gegenwärtigen Moment zurück, indem Sie beschreiben, welche körperlichen Empfindungen Sie bewusst wahrnehmen: »Frau/Mann allein im Haus.« Schauen Sie dann, ob Sie einen Anflug von heiterer Gelassenheit in diesem Isoliertsein spüren können, ohne den Wunsch hinzuzufügen, die Dinge sollten anders sein – oder vielleicht ist da auch einfach Erleichterung, dass niemand Forderungen an Sie stellt! Wenn Sie dazu in der Lage sind, werden Sie verstehen, dass die Isolation in Ihrem Leben nicht unbedingt mit Begriffen wie »traurig« und »schmerzvoll« in Verbindung gebracht werden muss.

Als ich 2001 erkrankte, stand mir weder das wertvolle Werkzeug von Byron Katie zur Verfügung noch kannte ich Paul Tillichs Äußerung. Inzwischen ist es mir gelungen, den Weg von der »Armut« der Einsamkeit zum »Reichtum« des Alleinseins, der

Abgeschiedenheit, zurückzulegen, doch es waren vier Jahre dafür erforderlich. Zuerst waren Isolation und Einsamkeit für mich Synonyme, und ich litt zutiefst. Nach den anfänglichen sechs Monaten akuten Krankseins kamen Freunde nur noch selten zu Besuch, und Tony arbeitete immer noch Vollzeit. Selbst als er seinen Beruf aufgegeben hatte, war er weiterhin mit Arbeit oder Dharma-Aktivitäten beschäftigt oder aber er war auswärts unterwegs, um unsere Kinder und unsere Enkelin Malia zu besuchen. Ich verbrachte sehr viel Zeit allein – und ich weinte viel.

Dann, eines Tages im Jahr 2005, hörte ich ein Audiobook, *Weil du zu mir gehörst* von Ann Packer. An einer Stelle sagt einer der Romanfiguren »Einsamkeit ist eine komische Sache. Fast wie eine andere Person. Nach einiger Zeit leistet sie dir Gesellschaft, wenn du es zulässt.« Und einfach so, in drei kurzen Sätzen, öffneten sich mein Herz und mein Geist für das Alleinsein. Von diesem Tag an war ich besser dazu imstande, Isolation als Freundin willkommen zu heißen, und der Schmerz der Einsamkeit wurde ersetzt durch die gute Gesellschaft des Alleinseins.

Natürlich gelingt mir das nicht immer. An manchen Tagen erfreue ich mich am Reichtum der Abgeschiedenheit. An anderen Tagen fühle ich mich so einsam, dass ich den Tränen nahe bin. An manchen Tagen bin ich damit zufrieden, das Kleinstadtleben von Davis sich entfalten zu lassen, ohne dass ich, wie früher, im Einzelnen weiß, was gesellschaftlich und politisch vor sich geht. Dann wieder giere ich nach Neuigkeiten von außen. Tony ist Letzteres sehr wohl bewusst. Kürzlich lief er einer Frau in die Arme, die vor vielen Jahren als Studentin Gartenarbeit für uns erledigt hat. Zu Tonys Freude erzählte sie ihm, sie habe einen Mann kennengelernt und lebe nun in einer glücklichen Liebesbeziehung. Tony erzählte mir, er habe ihr gesagt: »Okay, frag dich selbst alles, was Toni gerne über ihn wüsste, und dann sag es mir, damit ich es ihr weitererzählen kann.«

Wenn die Einsamkeit mich überkommt, wende ich die in diesem Buch beschriebenen Übungen an, beginnend mit der Ersten Edlen Wahrheit, *Dukkha*. Ich mache mir bewusst, dass alle Wesen mit Leid konfrontiert sind. Selbst diejenigen, die nicht krank sind, machen möglicherweise die Erfahrung leidvoller Einsamkeit. Ich denke an Joko Becks Lehre: Das ist einfach mein Leben; es gibt nichts daran auszusetzen, selbst wenn ich momentan einsam bin. Dann gehe ich vielleicht zur Wetter-Übung über und rufe mir in Erinnerung, dass der mentale Zustand der Einsamkeit wie alles andere unbeständig ist. Er wurde hereingeweht und wird auch wieder weggeweht und vielleicht von der heiteren Gelassenheit des Alleinseins abgelöst. Das Kultivieren der Vier Himmlischen Verweilzustände beruhigt mich während solcher trübseliger Phasen. Byron Katies Selbsterforschung gibt mir Hilfsmittel an die Hand, um die Richtigkeit stressbehafteter Gedanken zu überprüfen, die häufig mit Gefühlen der Einsamkeit einhergehen, Gedanken wie: »Niemand macht sich etwas aus mir« oder »Ich werde immer einsam sein«. Diese buddhistischen bzw. vom Buddhismus inspirierten Praktiken stehen mir immer zur Verfügung, um die neutrale Gegebenheit der Isolation zu transformieren: von der Verzweiflung der Einsamkeit zur heiteren Gelassenheit des Alleinseins.

Die Kultur der Kranken

Als ich Tony erzählte, ich schriebe etwas zur *Sangha*, sagte er, dass er selbst *Sangha* nicht als jemandes spirituelle Gemeinschaft definiere, sondern als Kultur des Erwachens. Mir gefällt diese Auffassung sehr, denn sie erweitert den *Sangha*-Begriff in einer Weise, dass er über persönliche Kontakte hinausgeht, denn Letztere können chronisch Kranke möglicherweise nicht mehr aufrechterhalten. Die Kultur des Erwachens schließt auch Webseiten spiritueller Gemeinschaften mit ein, und ebenso Vorträge auf CD oder Blogs. Geben Sie einfach »Buddhismus« oder eine andere Religion oder spirituelle Tradition bei Google ein, und Sie werden überflutet mit Informationen zu Ressourcen, die dazu beitragen können, eine traditionelle *Sangha* zu ersetzen.

Für chronisch Kranke kann eine weitere Kultur zu dieser erweiterten Auffassung von *Sangha* hinzugefügt werden. Als ich erkrankte, fühlte ich mich, als hätte ich die Kultur des Erwachens verlassen und sei in die »Kultur der Kranken« eingetreten. (Auf NPR sprach der Essayist Richard Rodriguez darüber, wie er in dieses »andere Amerika« eingetreten sei, als bei ihm Krebs diagnostiziert wurde.) Wenn ich mich ins Internet einlogge, um mit anderen in Verbindung zu treten, stelle ich fest, dass ich nicht zu buddhistischen Webseiten hingezogen werde, sondern zu Blogs, auf denen Menschen schreiben, die auf ähnliche Weise krank sind wie ich. Ich bin Bloggern aller Altersstufen begegnet, angefangen bei einer Sechzehnjährigen mit Chronischem Erschöpfungssyndrom, die kaum das Haus verlassen kann, über eine Mutter mit Multipler Sklerose, die sich bemüht, ihre beiden Töchter aufzuziehen, bis hin zu einem Mann über sechzig mit Diabetes, der täglich einen Blog vom Bett aus schreibt.

Diese Menschen verwenden den Begriff *Dukkha* nicht (die Jugendliche beispielsweise ist überzeugte Mormonin), doch sie schreiben über das Leiden. Für mich schließt die *Sangha* inzwischen diese chronisch kranken Menschen ein, die dem Leiden als Tatsache in ihrem Leben von Angesicht zu Angesicht gegenüberstehen und die, wie ich, darum kämpfen, es anzunehmen und Mitgefühl für ihre Krankheit und für diejenigen zu entwickeln, denen sie im Internet begegnen. Die Tatsache, dass sie nicht den Buddhismus an sich mit mir teilen, spielt keine Rolle – sie gehören zu meiner *Sangha*.

Es ist für mich eine *Sangha* mit Einschränkungen, weil ich an vielen Tagen nur so viel Zeit am Computer zu verbringen imstande bin, dass ich eine oder zwei E-Mails lesen und beantworten und einige Blogs oder neue Websites besuchen kann. Doch viele chronisch Kranke sind nicht so stark eingeschränkt. Welche Krankheit auch immer Sie haben, es ist leicht, Selbsthilfegruppen und Blogs zu finden, in denen Menschen aktiv sind, die denselben Schwierigkeiten gegenüberstehen wie Sie. Aus den Kommentaren, die in den Blogs hinterlassen werden, kann ich ersehen, dass solche Online-Kontakte eine Rettungsleine sein können. Eine Frau schrieb, die Einsamkeit habe sie so lange überwältigt, bis sie auf Blogs von Menschen gestoßen sei, die eine ähnliche Krankheit hatten wie sie, weil sie dann das erste Mal seit ihrer Erkrankung mit Menschen in Kontakt sein konnte, die sie verstanden.

Das Wort, das ich im Titel dieses Kapitels verwendet habe, »Kampf«, beschreibt gut, was ich empfand, als ich mich auf den Verlust meiner spirituellen Gemeinschaft und sehr vieler Freunde einstellen und letztendlich damit zurechtkommen musste, einen Großteil der Zeit allein zu sein. Ich habe diesen Kampf weitgehend erfolgreich überstanden, doch es erforderte Zeit, Mühe und die Hilfe zahlreicher Menschen – die des Buddha, seiner Anhänger, die eines Philosophen, einer Romanautorin und von ganz normalen Menschen, die so großzügig waren, online zu gehen und ihre Erfahrungen als Mitglieder der »Kultur der Kranken« mitzuteilen.

18
Zum Schluss ...

Dieser Ort selbst ist das Lotos-Land,
dieser Körper der Buddha.
HAKUIN

Mit chronischer Krankheit gut zu leben ist eine andauernde Aufgabe für mich. An manchen Tagen rufe ich immer noch aus:

»Ich ertrage diese erdrückende, krankhafte Erschöpfung keinen Tag länger!«

»Ist mir doch egal, ob stressige Gedanken meine Symptome verschlimmern!«

»Ich will dieses Lachen aus dem Nebenzimmer nicht hören!«

»Mir egal, dass es nun einmal so ist: Ich will nicht krank sein!«

Wenn das passiert, »lege ich meinen Kopf in Buddhas Schoß«, wie der Dalai Lama vorschlägt, und suche erneut Zuflucht bei den Übungen, die ich in diesem Buch beschrieben habe. Die Lehren des Buddha und die von ihm inspirierten Praktiken stehen mir immer zur Verfügung, um mich da hindurchzulotsen. Der Buddha inspiriert mich weiterhin, weil er nie vorgab, etwas anderes zu sein als ein Mensch. In der Tat empfand der Buddha Schmerz als genauso leidvoll wie Sie und ich, wie die buddhistischen Texte gewissenhaft verdeutlichen. Betrachten wir diese Passage über einen Vorfall, als der Buddha sich an einem Splitter schnitt:

> Zu jener Zeit wurde sein Fuß von einem Splitter verletzt. Der Erhabene fühlte tatsächlich den Schmerz. Bedrückend waren die körperlichen Leiden, scharf und stechend, brennend, qualvoll und unwillkommen. Er aber ertrug sie mit Geduld,

Achtsamkeit und völliger Überlegenheit. Und so war er nicht niedergeschlagen.

Ich nehme dies als Erinnerung daran, dass die Gelassenheit und Freude, die wir in den vielen Bildern von ihm sehen, für uns alle erreichbar sind. Ich entferne mich nie weit von der Ersten Edlen Wahrheit – der Tatsache, dass *Dukkha* in unserem Leben ist. Ich denke auch hier an Joko Becks Lehre, dass unser Leben immer in Ordnung ist. Es gibt nichts daran auszusetzen, selbst wenn wir schreckliche Probleme haben. Es ist einfach unser Leben.

Zur Zeit des Buddha trugen die Mönche eine Almosenschale bei sich, wenn sie ins Dorf gingen, um Essen von Laienunterstützern zu sammeln. Jeden Tag aß ein Mönch nur das, was ihm in die Schale gelegt wurde, ob sie nun randvoll mit fabelhaften Leckereien gefüllt war oder nur einen paar Happen enthielt. Tony wendet diese Metapher auf das Leben an. Wir haben das, was in unsere Schale gefüllt wurde. Tonys und meine Schale enthält meine Krankheit. Bisweilen ist das für uns die Ursache für großes Leid. Doch selbst Menschen, deren Schale normalerweise mit Ambrosia gefüllt ist, haben Tage, an denen sie nur ein paar Körner Reis erhalten. Und obwohl Tonys und meine Schale meine Krankheit enthält, sind doch auch meine Kinder und Enkel darin, zusammen mit anderen Segnungen. Genau das haben wir eben erhalten.

Im Oktober 2009 hörte ich auf NPR Terry Gross' Sendung *Fresh Air*. Sie interviewte die Countrysängerin und Songwriterin Rosanne Cash. Cash musste ihre Karriere für mehrere Jahre auf Eis legen, weil sie sich wegen einer seltenen, aber gutartigen Erkrankung einer Gehirnoperation unterziehen musste. Terry Gross fragte sie, ob sie sich je die Frage gestellt habe: »Warum ausgerechnet ich?«

Cash antwortete darauf, »Nein« – in der Tat habe sie sich selbst sogar gefragt: »Warum *nicht* ich?« Denn sie hatte eine

Krankenversicherung, keinen festen Achtstundenjob, den sie während ihrer langen Genesungszeit hätte verlieren können, und einen Mann, der sich wunderbar um sie kümmerte.

Rosanne Cashs Worte hatten eine tiefe Wirkung auf mich. Inzwischen verfahre ich so: An Tagen, wenn ich in der Stimmung »Warum ausgerechnet ich?« zu versinken drohe, wende ich es um in »Warum *nicht* ich?«. Auch ich habe eine Krankenversicherung. Auch ich litt nicht weiter unter dem finanziellen Verlust, als ich meine Arbeit aufgeben musste, außer dass wir uns etwas einschränken mussten. Auch ich habe Menschen um mich, die sich bestens um mich kümmern. Warum also *nicht* ich? Ich habe eine Facebook-Seite, die ich ursprünglich eröffnete, um Scrabble mit meiner Familie zu spielen. Doch nach und nach kamen Facebook-Freunde hinzu, von denen ich einige nicht persönlich kenne, weil es Freunde meiner Kinder sind. 2009 war Davis der Startpunkt für Lance Armstrongs erstes Rennen in den USA, als er nach seinem Rückzug vom Radsport seine Karriere wiederaufnahm. In einer so kleinen Stadt wie unserer war das ein wichtiges gesellschaftliches Ereignis. Unsere Lokalzeitung erwartete, dass sich mittags beim Start des Rennens große Menschenmengen im Stadtzentrum einfinden würden, obwohl es ein regnerischer Tag war. Es würden Menschen da sein, die ich jahrelang nicht gesehen hatte. Ich war griesgrämig und fühlte mich einsam, weil ich an dieser gesellschaftlichen Zusammenkunft nicht teilnehmen konnte, wollte aber auch nicht online jammern. Also postete ich auf meiner Facebook-Seite: »Liege im Bett, beobachte den Regen.« Eine Freundin meiner Tochter, Stephanie, die nicht weiß, dass ich krank bin, weil wir uns nie begegnet sind, schrieb diesen netten Kommentar: »Das klingt *perfekt*!«

Im ersten Moment dachte ich, »Ja, für *dich* vielleicht«, doch dann lächelte ich, denn ich erkannte, dass mein Leben wirklich perfekt war. Es ist nichts daran auszusetzen. Es ist einfach mein Leben.

Ob Sie krank sind oder gesund, dies ist mein innigster Wunsch: Mögen Sie im Frieden sein. Mögen Sie die Leichtigkeit des Wohlbefindens erfahren. Mögen Sie das Ende des Leidens erlangen … und frei sein.

Die Übungen bei speziellen Schwierigkeiten anwenden – eine Anleitung

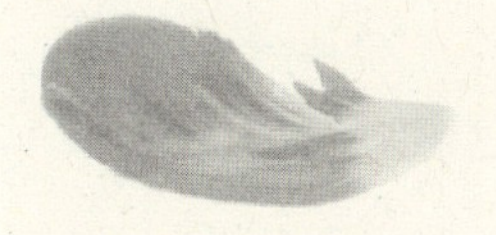

Einige Übungen in diesem Buch sprechen Sie vielleicht an, andere nicht. Ich möchte Sie dazu ermutigen, alle auszuprobieren und bei denen zu bleiben, die Sie hilfreich finden.

Bei unablässigen körperlichen Symptomen oder zusätzlichen gesundheitlichen Problemen

- *Trösten Sie sich, indem Sie sich vor Augen halten, dass Sie damit nicht allein dastehen*; Leid ist im Leben aller Menschen vorhanden. Wir wurden geboren und sind damit Veränderung, Krankheit und schließlich dem Tod unterworfen. Jeden Menschen trifft es anders, und auf diese Weise trifft es eben Sie. Denken Sie an Joko Becks Lehre: Ihr Leben ist immer in Ordnung, es ist nichts daran auszusetzen, selbst wenn Sie leiden. Es ist einfach Ihr Leben. Die gute Nachricht des Buddha ist die: Ganz gleich, wie groß Ihr körperliches Leid ist, es gibt Praktiken, die Ihnen dabei helfen können, Ihr *geistiges* Leid zu verringern. (Siehe Kap. 3)

- *Atmen Sie das Leid all jener Menschen ein, die dieselben Symptome haben wie Sie*. Atmen Sie alle Freundlichkeit, alle Gelassenheit, alles Mitgefühl aus, die Sie zu geben haben. Weil Sie dieses spezifische Leid mit ihnen gemeinsam haben, sind die Gedanken, die Sie ausatmen, auch auf Sie selbst gerichtet. (Siehe Kap. 11)

- *Wiederholen Sie die Sätze der liebenden Güte, für die Sie sich entschieden haben*, indem Sie sie auf sich selbst richten und vielleicht dabei Ihren Körper streicheln. (Siehe Kap. 7)

- *Öffnen Sie Ihr Herz für Ihr Leid.* Finden Sie Worte für Ihre spezielle Schwierigkeit und wiederholen Sie sie mitfühlend für sich selbst: »Es ist so schwer, jeden Morgen mit Kopfschmerzen aufzuwachen«; »Es ist einfach zu viel, zusätzlich zu meiner Krankheit auch noch diese Verletzung zu haben.« Rufen Sie sich die Beschreibung Thich Nhat Hanhs in Erinnerung, dass die eine Hand sich ganz natürlich um die andere, schmerzende Hand kümmert. Entwickeln Sie geduldige Beharrlichkeit, indem Sie einen ruhigen Geisteszustand zu bewahren versuchen, während Sie das Streben nach Linderung Ihrer Symptome jedoch nicht aufgeben. (Siehe Kap. 8)

- Wenn Sie die unangenehmen körperlichen Empfindungen haben, reagieren Sie nicht mit Abneigung, sondern *wenden Sie Ihren Geist bewusst dem Himmlischen Verweilzustand der liebenden Güte, des Mitgefühls oder des Gleichmuts zu* und richten Sie diesen Verweilzustand auf sich selbst. Sie können auch versuchen, den Geist auf *Mudita* (Mitfreude) zu richten und sich an der Freude der Menschen freuen, die gesund sind. (Siehe Kap. 10)

- *Versuchen Sie es mit der Wetterpraxis.* Erkennen Sie, dass diese physischen Symptome so unvorhersehbar sind wie das Wetter und sich jederzeit ändern können. Der Wind hat das schlechte Befinden hereingeweht und kann es jederzeit wieder fortwehen. Wenn sich neue körperliche Beschwerden einstellen (wie eine Verletzung), dann denken Sie daran, dass keine Zukunftsvorhersage sicher hätte sein können, ganz gleich, wie viele Vorsichtsmaßnahmen Sie getroffen hätten. (Siehe Kap. 4)

- *Versuchen Sie, den Weiß-nicht-Geist zu bewahren*, indem Sie sich in Erinnerung rufen, dass Sie nicht wissen, wie lange ein bestimmtes schlechtes Befinden dauert. Es wird nicht unendlich lange anhalten, vielleicht geht es Ihnen bald schon besser. Denken Sie an die Zen-Praxis, den Geist zu schockieren: Der starke Schmerz könnte eine solch fokussierte Aufmerksamkeit hervorrufen, dass der Geist durch den Schock einen Moment des Erwachens erlebt. Lesen Sie Zen-Gedichte, um den Körper zu beruhigen und ihm die Medizin des Lachens zu verabreichen. (Siehe Kap. 15)

- *Wenden Sie Byron Katies (Selbst-)Überprüfung an, um die Richtigkeit stressbehafteter Gedanken zu hinterfragen*, wie »Diese körperlichen Beschwerden werden nie mehr weggehen« oder »Ich kann dieses Symptom keine Minute länger ertragen«. (Siehe Kap. 12)

- Hält sich in Bezug auf die starken Symptome hartnäckig ein Gedanke über die damit zusammenhängende Vergangenheit oder die Zukunft (»Ich habe sie durch das, was ich gestern getan habe, verursacht ... werden sie sich je wieder legen?«), dann *erkennen Sie den Gedanken und ... lassen Sie ihn anschließend einfach fallen*. Richten Sie Ihre Aufmerksamkeit wieder auf den gegenwärtigen Moment. Versuchen Sie es mit Byron Katies Methode, einfach festzustellen, was Sie *genau jetzt* körperlich tun: »Frau liegt auf dem Bett und ruht sich aus.« Das wird Sie aus der Wiederholungsschleife stresserfüllter Gedanken herausholen und in den gegenwärtigen Moment bringen. (Siehe Kap. 13)

- *Achten Sie darauf, dass Sie nichts Unvernünftiges tun* – etwas, das die Symptome verstärken könnte (wie zum Beispiel zu viel Hausarbeit). (Siehe Kap. 14)

- Rufen Sie sich Munindra-jis Worte in Erinnerung und zitieren Sie: »*Hier ist Krankheit, aber ich bin nicht krank.*« Betrachten Sie die Frage »Wer bin ich?«, um die festgefügte Identität »ein(e) Kranke(r)« abzustreifen. Versuchen Sie es mit In-den-Himmel-Schauen. Wenn Sie im Bett liegen, versuchen Sie es mit virtuellem In-den-Himmel-Schauen, indem Sie die Augen schließen, Ihren Fokus von den unangenehmen körperlichen Symptomen abziehen und einer weiträumigeren, offeneren Erfahrung von Körper und Geist als einem Teil des Energieflusses des Universums zuwenden. (Siehe Kap. 5)

Bei Selbstvorwürfen, weil Sie krank sind

- *Denken Sie daran, dass wir nie so grob zu anderen sprechen wie zu uns selbst,* wie Mary Orr herausfand. (Siehe Kap. 8)

- *Atmen Sie das Leid all jener Menschen ein, die sich Selbstvorwürfe machen, weil sie krank sind.* Atmen Sie alle Freundlichkeit, allen Geichmut, alles Mitgefühl aus, die Sie zu geben haben. Weil Sie dieses spezifische Leid mit ihnen gemeinsam haben, sind die Gedanken, die Sie ausatmen, auch auf Sie selbst gerichtet. (Siehe Kap. 11)

- *Wiederholen Sie die Sätze der liebenden Güte, für die Sie sich entschieden haben*, indem Sie sie auf sich selbst richten und vielleicht dabei Ihren Körper streicheln. (Siehe Kap. 7)

- Wenn Sie denken: »Es ist meine Schuld, dass ich krank bin«, *erkennen Sie den Gedanken und … lassen Sie ihn anschließend einfach fallen.* Richten Sie Ihre Aufmerksamkeit wieder auf den gegenwärtigen Moment. Versuchen Sie es mit Byron Katies Methode, einfach festzustellen, was Sie *genau jetzt* körperlich tun: »Mann sitzt im Sessel, liest ein Buch.« Das wird Sie aus der Wiederholungsschleife stresserfüllter Gedanken herausholen und in den gegenwärtigen Moment bringen. (Siehe Kap. 13)

- Wenn Sie den unangenehmen Geisteszustand der Schuldzuweisung durchleben, dann reagieren Sie nicht mit Abneigung, sondern *wenden Sie Ihren Geist bewusst dem Himmlischen Verweilzustand der liebenden Güte, des Mitgefühls oder des Gleichmuts zu* und richten Sie diesen Verweilzustand auf sich selbst. (Siehe Kap. 10)

- *Erinnern Sie sich daran, dass alles jederzeit passieren kann.* Das schließt auch chronische Krankheit mit ein. Es kann jeden jederzeit treffen, trotz bester Vorkehrungen; niemand ist schuld. Versuchen Sie es mit der Wetterpraxis: Erkennen Sie, dass Schuldzuweisung ein so unvorhersehbarer Geisteszustand ist wie das Wetter. Der Wind hat diese leidvolle Stimmung hereingeweht und kann sie jederzeit wieder fortwehen. (Siehe Kap. 4)

- *Wenden Sie Byron Katies Methode der Überprüfung an, um die Richtigkeit stressbehafteter Gedanken zu hinterfragen,* wie »Es ist meine Schuld, dass ich krank geworden bin« oder »Es ist meine Schuld, dass ich nicht gesund werde«. (Siehe Kap. 12)

- Rufen Sie sich Munindra-jis Worte in Erinnerung und zitieren Sie: »*Da ist Krankheit, aber ich bin nicht krank.*« Betrachten Sie die Frage »Wer bin ich?«, um die festgefügte Identität »ein(e) Kranke(r)« abzustreifen. (Siehe Kap. 5)

Wenn Sie vom Arzt oder einer anderen medizinischen Fachkraft oberflächlich oder herablassend behandelt werden

- *Fragen Sie sich: »Bin ich sicher?«*, bevor Sie feststellen, dass der Arzt oder die Fachkraft Ihnen nicht helfen wollte. Vielleicht war der oder die Betreffende an dem Tag völlig überarbeitet oder hatte persönliche Probleme. Wenn Sie einen Folgetermin haben, versuchen Sie bis dahin, den Weiß-nicht-Geist zu bewahren. (Siehe Kap. 15)

- *Wenden Sie Byron Katies Methode der Überprüfung an, um die Richtigkeit stressbehafteter Gedanken zu hinterfragen,* wie »Dieser Arzt wollte mich nicht behandeln« oder »Diese Medizinerin meint, ich sei nicht wirklich krank«. (Siehe Kap. 12)

Wenn Sie wirklich feststellen, dass dieser Arzt oder andere Heilkundige Sie unfairerweise nicht ernst genommen haben:

- *Erinnern Sie sich an die Aussprüche »Wenn es keinen Empfänger gibt, wird der Brief zurückgeschickt« und »Steh nicht in der Schusslinie«* von Ajahn Chah. Praktisch heißt das, Sie akzeptieren, dass dies eben die Art und Weise ist, wie der oder die Betreffende zu Ihnen und/oder Ihrer Krankheit in Beziehung tritt, und dass es an der Zeit ist, den Arzt zu wechseln. Versuchen Sie es dann mit der Praxis »Ein bisschen loslassen«: jedes Mal, wenn Sie Ajahn Chahs Aussagen wiederholen, einen kleinen Schritt in Richtung Frieden und Gleichmut tun. (Siehe Kap. 9)

- *Atmen Sie das Leid all jener Menschen ein, die von einem Arzt oder einer anderen medizinischen Fachkraft unzureichend behandelt wurden.* Atmen Sie alle Freundlichkeit, allen

Gleichmut, alles Mitgefühl aus, die Sie zu geben haben. Weil Sie dieses spezifische Leid mit ihnen gemeinsam haben, sind die Gedanken, die Sie ausatmen, auch auf Sie selbst gerichtet. (Siehe Kap. 11)

- *Versuchen Sie, Ihre Sätze der liebenden Güte auf die Menschen zu beziehen, die Sie nicht gut behandelt haben* (sie gehören zur Kategorie der Menschen, die eine Stressquelle in Ihrem Leben sind). Es kann befreiend sein, anderen Gutes zu wünschen – sich in Gedanken mit ihnen anzufreunden –, selbst wenn sie sich Ihnen gegenüber unsensibel verhalten haben. Die Wahrscheinlichkeit ist hoch, dass diese Mediziner vielen anderen geholfen haben. Seien Sie froh, dass es solche Menschen gibt. (Siehe Kap. 7)

- *Öffnen Sie Ihr Herz für Ihr Leiden.* Finden Sie Worte speziell für die Schwierigkeit, die Sie durchleben, und wiederholen Sie sie mitfühlend gegenüber sich selbst: »Es ist so verletzend, von einem Arzt herablassend behandelt zu werden.« Entwickeln Sie geduldige Beharrlichkeit, indem Sie einen ruhigen Geisteszustand zu wahren versuchen, während Sie sich noch einmal in Ihrer Erwartung bestätigen, dass sich eine bessere Behandlung ergeben wird. (Siehe Kap. 8)

- Wenn Sie den unangenehmen Eindruck haben, von diesem Mediziner geringschätzig behandelt worden zu sein, dann reagieren Sie nicht mit Abneigung, sondern *wenden Sie Ihren Geist bewusst dem Himmlischen Verweilzustand der liebenden Güte, des Mitgefühls oder des Gleichmuts zu* und richten Sie den Himmlischen Verweilzustand auf sich selbst. (Siehe Kap. 10)

- Wenn sich leidvolle Gedanken über diese Erfahrung hartnäckig halten, dann *erkennen Sie den Gedanken und ... lassen Sie ihn anschließend einfach fallen.* Richten Sie Ihre Aufmerksamkeit wieder auf den gegenwärtigen Moment. Versuchen Sie es mit Byron Katies Methode, festzustellen, was Sie *genau jetzt* körperlich tun: »Frau sitzt im Auto nach einem Arzttermin.« Das wird Sie aus Ihrer Wiederholungsschleife stresserfüllter Gedanken herausholen und in den gegenwärtigen Moment bringen. (Siehe Kap. 13)

Wenn Sie leiden, weil Sie nicht mehr in der Lage sind, mit Menschen zusammen zu sein und an Familientreffen oder anderen gesellschaftlichen Ereignissen teilzunehmen

- *Kultivieren Sie die Fähigkeit, sich für diejenigen zu freuen, die ein aktives Sozialleben haben und an solchen Zusammenkünften teilnehmen können.* Das trägt dazu bei, etwaigen aufkommenden Neid zu mindern. Dadurch, dass Sie Mitfreude an der Freude Ihrer Familie oder Freunde entwickeln, wenn diese bei einer speziellen Veranstaltung sind, stellen Sie vielleicht fest, dass Sie das betreffende Ereignis indirekt genießen können – über diejenigen, die dort sind. (Siehe Kap. 6)

- *Wenden Sie Byron Katies Methode der Überprüfung an, um die Richtigkeit stressbehafteter Gedanken zu hinterfragen,* wie »Ich hätte so viel Spaß bei dieser Veranstaltung gehabt« oder »Ich kann es nicht ertragen, dass ich von sozialen Kontakten und Ereignissen ausgeschlossen werde«. (Siehe Kap. 12)

- *Wenden Sie die Zerbrochenes-Glas-Praxis an. Denken Sie daran, dass alles, was entsteht, wieder vergeht* und dass Ihre Fähigkeit, unter Leute und zu Veranstaltungen zu gehen, somit bereits »zerbrochen« war. Uns allen widerfahren an einem bestimmten Punkt unseres Lebens solche Veränderungen, und das ist eben die Art und Weise, wie es Ihnen widerfahren ist. Denken Sie dann daran, auf jeden Augenblick zu achten und das wertzuschätzen, was Sie noch tun *können.* (Siehe Kap. 4)

- *Öffnen Sie Ihr Herz gegenüber Ihrem Leiden.* Finden Sie spezielle Worte für die besondere Aktivität oder Zusammenkunft, die bewirkt, dass es Ihnen nicht gut geht, und wiederholen Sie sie mitfühlend für sich: »Es ist so hart, nicht mit der Familie beim Abendessen zusammensitzen zu können.« (Siehe Kap. 8)

- *Atmen Sie das Leid all jener Menschen ein, die nicht in der Lage sind, mit Freunden zusammen zu sein oder an Familientreffen teilzunehmen.* Atmen Sie alle Freundlichkeit, alle Gelassenheit, alles Mitgefühl aus, die Sie zu geben haben. Weil Sie dieses spezifische Leid mit ihnen gemeinsam haben, sind die Gedanken, die Sie ausatmen, auch auf Sie selbst gerichtet. (Siehe Kap. 11)

- Wenn Sie den unangenehmen Eindruck haben, diese Aktivitäten nicht ausüben zu können, dann reagieren Sie nicht mit Groll und Zorn, sondern *wenden Sie Ihren Geist bewusst dem Himmlischen Verweilzustand der liebenden Güte, des Mitgefühls oder des Gleichmuts zu* und richten Sie den Himmlischen Verweilzustand auf sich selbst. Sie können Ihren Geist auch zur Mitfreude an der Freude jener Menschen bewegen, die ein aktives gesellschaftliches Leben führen können. (Siehe Kap. 10)

- *Versuchen Sie zu sagen: »Das war eine Aktivität, die ich soundso viele Jahre lang genießen konnte«*, indem Sie die Praxis von Susan Saint James (deren Sohn sehr jung starb) anwenden. (Siehe Kap. 9)

- *Lesen Sie den Abschnitt über Alleinsein und Einsamkeit noch einmal.* Wenn Ihnen der Sinn danach steht, suchen Sie im Internet nach Alternativen zu traditionellen persönlichen Kontakten, seien es Menschen mit einer ähnlichen Krankheit wie Ihrer oder Menschen, mit denen Sie gemeinsame Interessen haben, die nichts mit Ihrer Krankheit zu tun haben. (Siehe Kap. 17)

Wenn Sie sich von Familienmitgliedern und Freunden ignoriert fühlen

- *Fragen Sie sich: »Bin ich sicher?«*, bevor Sie entscheiden, dass Familienangehörige oder Freunde Sie bewusst ignorieren. Vielleicht sind sie momentan beruflich sehr eingespannt oder sie sind selbst krank; oder aber sie fürchten, es könnte Ihre Symptome verschlimmern, wenn sie Kontakt zu Ihnen aufnehmen. (Siehe Kap. 15)

- *Treten Sie diesem leidvollen Geisteszustand entgegen, indem Sie sofort etwas unternehmen und diejenigen kontaktieren, bei denen Sie das Gefühl haben, dass sie Sie ignorieren.* Es ist unwahrscheinlich, dass sie Sie absichtlich ignoriert haben. (Siehe Kap. 8)

- *Wenden Sie Byron Katies Methode der Überprüfung an, um die Richtigkeit stressbehafteter Gedanken zu hinterfragen,* wie »Ihm/ihr liegt nichts an mir« oder »Meine Familie soll mich häufiger anrufen«. (Siehe Kap. 12)

- *Prüfen Sie Ihre eigenen Kommunikationsfähigkeiten.* Haben Sie zu viel über Ihre Krankheit gejammert oder sind Sie bei Berichten über Ärzte und Behandlungen zu sehr ins Detail gegangen? Können Sie andere Themen finden, über die Sie sprechen wollen – gemeinsame Interessen und dergleichen? (Siehe Kap. 16)

Wenn Sie feststellen, dass Sie wirklich ignoriert werden:

- *Trösten Sie sich, indem Sie sich vor Augen halten, dass Sie damit nicht allein dastehen*; Leid ist im Leben aller Menschen vorhanden. Selbst diejenigen, die nicht krank sind, haben Probleme in ihren Beziehungen zu Familie und Freunden. Denken Sie an Joko Becks Lehre: Ihr Leben ist immer in Ordnung, es ist nichts daran auszusetzen, selbst wenn Sie leiden. Es ist einfach Ihr Leben. Die gute Nachricht des Buddha ist die: Es gibt Praktiken, die Ihnen dabei helfen können, Ihr geistiges Leid zu verringern. (Siehe Kap. 3)

- *Wiederholen Sie die Sätze der liebenden Güte, für die Sie sich entschieden haben*, indem Sie sie auf sich selbst richten. Versuchen Sie dann, die Sätze auf diese Menschen zu beziehen (sie gehören zur Kategorie derer, die eine Stressquelle in Ihrem Leben sind). Es kann befreiend sein, anderen Gutes zu wünschen – sich in Gedanken mit ihnen anzufreunden –, selbst wenn sie sich Ihnen gegenüber unsensibel verhalten haben. (Siehe Kap. 7)

- *Öffnen Sie Ihr Herz gegenüber Ihrem Leiden.* Finden Sie speziell Worte für die vorliegende Schwierigkeit und wiederholen Sie sie mitfühlend für sich: »Es tut weh, dass die Menschen, die ich liebe, mich ignorieren.« (Siehe Kap. 8)

- *Atmen Sie das Leid all jener Menschen ein, die von Familienmitgliedern oder Freunden ignoriert werden.* Atmen Sie alle Freundlichkeit, alle Gelassenheit, alles Mitgefühl aus, die Sie zu geben haben. Weil Sie dieses spezifische Leid mit ihnen gemeinsam haben, sind die Gedanken, die Sie ausatmen, auch auf Sie selbst gerichtet. (Siehe Kap. 11)

- *Versuchen Sie zu sagen: »Das waren Beziehungen, die ich soundso viele Jahre genießen konnte«* oder »Das war eine Freundschaft, die soundso viele Jahre gedauert hat«, indem Sie die Praxis von Susan Saint James (deren Sohn in jungem Alter starb) anwenden. (Siehe Kap. 9)

- Wenn ein leidvoller Gedanke über den Verlust von Freundschaften sich hartnäckig hält, dann *erkennen Sie den Gedanken und ... lassen Sie ihn anschließend einfach fallen.* Richten Sie Ihre Aufmerksamkeit wieder auf den gegenwärtigen Augenblick. Versuchen Sie es mit Byron Katies Methode, festzustellen, was Sie *genau jetzt* körperlich tun: »Frau sitzt am Tisch und isst.« Das wird Sie aus Ihrer Wiederholungsschleife stressbehafteter Gedanken herausholen und in den gegenwärtigen Moment bringen. (Siehe Kap. 13)

- *Lesen Sie den Abschnitt über Alleinsein und Einsamkeit noch einmal.* Wenn Ihnen der Sinn danach steht, suchen Sie im Internet nach Alternativen zu traditionellen persönlichen Beziehungen, seien es Menschen, die eine ähnliche Krankheit haben wie Sie, oder solche, mit denen Sie gemeinsame Interessen haben, die nicht krankheitsbezogen sind. (Siehe Kap. 17)

Wenn Sie leiden, weil die Zukunft ungewiss ist

- *Trösten Sie sich, indem Sie sich vor Augen halten, dass Sie damit nicht allein dastehen*; Leid ist im Leben aller Menschen vorhanden. Dazu gehört unter anderem Leiden aufgrund der

Ungewissheit des Lebens. Denken Sie an Joko Becks Lehre: Ihr Leben ist immer in Ordnung, es ist nichts daran auszusetzen, selbst wenn Sie leiden. Es ist einfach Ihr Leben. Die gute Nachricht des Buddha ist die: Es gibt Praktiken, die Ihnen dabei helfen können, Ihr geistiges Leid zu verringern. (Siehe Kap. 3)

- *Versuchen Sie es mit der Wetterpraxis*: Erkennen Sie, dass das Leben so unvorhersehbar ist wie das Wetter. Die Zukunft vorhersagen zu wollen ist vergleichbar mit dem Vorhersagen des Wetters. Denken Sie an Dogens Verse, in denen beschrieben wird, wie die bitterste Kälte die Voraussetzungen für etwas Freudvolles schaffen kann. Die Zukunft könnte viel Sonnenschein bereithalten. (Siehe Kap. 4)

- *Versuchen Sie, den Weiß-nicht-Geist aufrechtzuerhalten*, indem Sie sich in Erinnerung rufen, dass Sie nicht wissen, wie lange ein bestimmtes Symptom oder eine andere Sorge andauert – sicherlich nicht ewig. Es könnte sich schneller ändern, als Sie denken. (Siehe Kap. 15)

- Wenn ein Gedanke über die Ungewissheit der Zukunft sich hartnäckig hält, dann *erkennen Sie ihn und … lassen Sie ihn anschließend einfach fallen.* Richten Sie Ihre Aufmerksamkeit wieder auf den Moment. Versuchen Sie es mit Byron Katies Methode, festzustellen, was Sie *genau jetzt* körperlich tun: »Mann liegt auf dem Bett, ruht sich aus.« Das wird Sie aus Ihrer Wiederholungsschleife stresserfüllter Gedanken herausholen und in den gegenwärtigen Moment bringen. (Siehe Kap. 13)

- *Wenden Sie Byron Katies Methode der Überprüfung an, um die Richtigkeit stressbehafteter Gedanken zu hinterfragen*, wie »Ich werde nie wieder gesund« oder »Die Zukunft hält nur Schmerzen für mich bereit«. (Siehe Kap. 12)

- Wenn Sie den unangenehmen Eindruck der Ungewissheit in Bezug auf die Zukunft spüren, dann reagieren Sie nicht mit Sorge und Furcht, sondern *wenden Sie Ihren Geist bewusst dem Himmlischen Verweilzustand der liebenden Güte, des Mitgefühls oder des Gleichmuts zu* – richten Sie dabei den Himmlischen Verweilzustand auf sich selbst. (Siehe Kap. 10)

Mit der Enttäuschung über erfolglose Behandlungen fertig werden

- *Öffnen Sie Ihr Herz gegenüber Ihrem Leiden.* Finden Sie speziell Worte für die Schwierigkeit, die Sie durchleben, und wiederholen Sie sie mitfühlend für sich: »Es ist so schwer, dass ich schon wieder enttäuscht wurde.« Kultivieren Sie geduldige Beharrlichkeit, indem Sie versuchen, einen ruhigen Geisteszustand zu bewahren, während Sie gleichzeitig die Möglichkeit nicht aus den Augen verlieren, dass zukünftige Behandlungen helfen könnten. Wenn Sie sich selbst die Schuld am Scheitern geben, denken Sie daran, dass wir mit anderen nie so grob sprechen wie mit uns selbst, wie Mary Orr herausfand. (Siehe Kap. 8)

- *Wiederholen Sie die Sätze der liebenden Güte, für die Sie sich entschieden haben.* Richten Sie sie auf sich selbst, um sich in Ihrer Enttäuschung zu besänftigen. (Siehe Kap. 7)

- *Atmen Sie das Leid all jener Menschen ein, die von den Befunden nach einer Behandlung enttäuscht sind.* Atmen Sie alle Freundlichkeit, alle Gelassenheit, alles Mitgefühl aus, die Sie zu geben haben. Weil Sie dieses spezifische Leid mit ihnen gemeinsam haben, sind die Gedanken, die Sie ausatmen, auch auf Sie selbst gerichtet. (Siehe Kap. 11)

- Wenn ein Gedanke über eine vergangene Behandlung sich hartnäckig hält (»Ich hätte es gar nicht erst versuchen sollen … ich hätte auf meine Freundin hören sollen, die mich gewarnt hat, dass die Behandlung fehlschlagen würde«), dann *erkennen Sie den Gedanken und … lassen Sie ihn anschließend einfach fallen.* Richten Sie Ihre Aufmerksamkeit wieder auf den gegenwärtigen Moment. Versuchen Sie es mit Byron Katies Methode der Überprüfung, um festzustellen, was Sie *genau jetzt* körperlich tun: »Frau liegt auf dem Bett, liest ein Buch.« Das wird Sie aus Ihrer Wiederholungsschleife stresserfüllter Gedanken herausholen und in den gegenwärtigen Moment bringen. (Siehe Kap. 13)

- *Versuchen Sie, Ihre Enttäuschung so zu sehen wie Ajahn Jamnian: Wäre die Behandlung erfolgreich gewesen, wäre es gut. Sie war es nicht – auch gut; es war eben nicht das, was Ihr Körper brauchte.* Versuchen Sie es mit Ajahn Chahs Praxis »Ein bisschen loslassen«: jedes Mal, wenn Sie seine Sätze wiederholen, einen kleinen Schritt in Richtung Frieden und Gelassenheit tun. (Siehe Kap. 9)

Mit Pflege-Burnout umgehen

- *Trösten Sie sich, indem Sie sich vor Augen halten, dass Sie damit nicht allein dastehen*; Leid ist im Leben aller Menschen vorhanden. Denken Sie an Joko Becks Lehre: Ihr Leben ist immer in Ordnung, es ist nichts daran auszusetzen, selbst wenn Sie wegen Ihrer zusätzlichen Pflichten und Aufgaben leiden. Es ist einfach Ihr Leben. Die gute Nachricht des Buddha ist die: Es gibt Praktiken, die Ihnen dabei helfen können, Ihr geistiges Leid zu verringern. (Siehe Kap. 3)

- *Atmen Sie die Erschöpfung und Frustration aller Menschen ein, auf deren Schultern die Verantwortung lastet, eine(n) chronisch Kranke(n) zu pflegen.* Atmen Sie alle Freundlichkeit, allen Gleichmut, alles Mitgefühl aus, die Sie zu geben haben. Weil Sie dieses spezifische Leid mit ihnen gemeinsam haben, sind die Gedanken, die Sie ausatmen, auch auf Sie selbst gerichtet. (Siehe Kap. 11)

- *Versuchen Sie, einen Weiß-nicht-Geist zu bewahren.* Rufen Sie sich in Erinnerung, dass Sie nicht wissen, wie lange Ihr(e) Angehörige(r) diese zusätzliche Zuwendung braucht. Vielleicht geht es ihr oder ihm bald schon wieder besser. Lesen Sie Zen-Dichtung, um Ihre Erschöpfung zu mildern und sich die Medizin des Lachens zuzuführen. (Siehe Kap. 15)

- *Öffnen Sie Ihr Herz gegenüber Ihrem Leid.* Wenn Sie das Gefühl haben, Familienmitglieder und Freunde könnten sich zwar mehr beteiligen, tun es aber nicht, dann handeln Sie mitfühlend gegenüber sich selbst und kontaktieren Sie sie sofort. Viele warten nur darauf, dass man sie um Hilfe bittet, gehen jedoch nicht als Erste auf Sie zu. Kultivieren Sie geduldige Beharrlichkeit, indem Sie versuchen, einen ruhigen Geisteszustand zu bewahren, dabei gleichzeitig aber auch die Möglichkeit nicht aus den Augen verlieren, dass zukünftige Behandlungen erfolgreich sein könnten. Wenn Sie sich selbst vorwerfen, Sie seien als Pflegeperson nicht gut genug, dann denken Sie daran, dass wir nie so grob mit anderen sprechen wie mit uns selbst, wie Mary Orr herausfand. (Siehe Kap. 8)

- *Überlegen Sie, welche Unternehmungen Ihnen Spaß machen und etwas Entspannung verschaffen könnten, entweder allein oder zusammen mit Ihrer oder Ihrem Angehörigen.* (Siehe Kapitel 14)

- *Suchen Sie nach Möglichkeiten, mit anderen über interessante Themen zu sprechen, die nichts mit der Krankheit Ihrer/Ihres Angehörigen zu tun haben.* (Siehe Kap. 16)

- Wenn Ihnen der Sinn danach steht, *recherchieren Sie im Internet, um unterstützende Gruppen oder Blogs von Menschen zu finden, die ebenfalls Angehörige pflegen.* (Siehe Kap. 17)

- *Betrachten Sie die Frage »Wer bin ich?«*, um die festgefügte Identität »ein(e) Pflegende(r)« abzustreifen. (Siehe Kap. 5)

Dank

Mein Dank gilt:

Mara Tyler – meiner Tochter. Mara war die Erste, die mir vorschlug, ein Buch zu schreiben. Ich bezweifle, dass es ohne ihre Ermutigung dazu gekommen wäre. Ihr wende ich mich zu, wenn ich mit meinem Kranksein zu kämpfen habe und Tony nicht verfügbar ist oder ich ihn nicht belasten will. Ihre mitfühlende Art, zuzuhören und zu antworten, gibt mir das Gefühl, wirklich angehört zu werden. Dadurch kann ich mich wieder »aufraffen« und zu den Übungen dieses Buches zurückkehren. Es ist für mich ein großer Segen, dass sie meine Tochter ist.

Jamal Bernhard – meinem Sohn. Jamal nimmt mich so, wie ich bin, und das befreit mich von einer enormen Last. Wenn ich ihn persönlich sehen kann, ist es gut; wenn nicht, ist es auch gut. Wenn ich in der Lage bin, mit ihm zu telefonieren, gut. Wenn nicht, sprechen wir dann miteinander, wenn ich dazu in der Lage bin. Ich kann ihn anrufen und ihm sagen, dass es für fünf Minuten gut ist, und ihn bitten, mich in puncto Football-Meisterschaften auf den neuesten Stand zu bringen; dann achtet er genau auf die angegebene Zeit, wir tauschen ein paar Liebesbekundungen aus und nach dem Auflegen weiß ich genau, worauf ich im laufenden Footballspiel achten muss. Jamal behandelt mich nicht wie eine Kranke, und das macht unsere Beziehung wirklich besonders.

Bridgett Lawhorn Bernhard – meiner Schwiegertochter. Ich habe darüber geschrieben, dass sie allwöchentlich nach Davis fährt, damit ich meine Enkelin, Camden Bodhi, sehen kann. Camden wurde sechs Jahre, nachdem ich erkrankt war, geboren. Bridgett kommt sogar, wenn Tony nicht in der Stadt ist und ich unter Umständen zu krank bin, um lange mit jemandem plaudern zu können. An solchen Tagen entdecke ich manchmal hinterher, nachdem sie wieder weg ist, dass der Müll nach draußen gebracht oder das Geschirr gespült wurde. Ich sehe sie jetzt häufiger als vor meiner Erkrankung. Sie ist eine enge Freundin geworden, die mir am Herzen liegt.

Brad Tyler – meinem Schwiegersohn. Ich sehe Brad nicht oft, weil seine Arbeit ihn in Los Angeles und meine Krankheit mich in Davis hält. Seine Frau mag vielleicht erwachsen sein, doch sie ist immer noch meine Tochter, und ich denke fortwährend daran, ob es ihr gut geht. Brad ist so ein liebevoller und hingebungsvoller Ehemann und arbeitet so hart, um für seine Familie zu sorgen, dass ich durch seine Präsenz in meinem Leben eine Sorge weniger habe, und das macht mir Freude.

Malia – Maras und Brads Tochter. Malia wurde fünf Monate vor meiner Erkrankung geboren. Sie erhellt mein Leben, obwohl ich kaum je in der Lage bin, sie zu sehen. Alles, was ich zu hören brauche, ist hin und wieder »Hi Nana« am Telefon, und mein Herz fließt über. Besonders dankbar bin ich ihr dafür, dass sie Tony, ihrem Opa, so gut Gesellschaft leistet. Sie vergöttern sich gegenseitig, und wenn er mit ihr zusammen ist, ist er immer in guter Stimmung. Das gibt ihm eine Atempause von seiner schwierigen Rolle als pflegender Angehöriger, der für mich da ist.

Camden – Jamal und Bridgetts Tochter. Oh, dieser besondere Moment, wenn ich aus dem Schlafzimmer komme und sie mich anlächelt! Cam ist neues Leben, frisches Leben. Sie bewirkt, dass ich glücklich bin, am Leben zu sein.

Sylvia Boorstein – einer der Gründerinnen und Lehrerinnen von Spirit Rock. Sylvia half mir zu lernen, freundlich und mitfühlend mit meiner Krankheit umzugehen. Sie war für mich eine unschätzbare Unterstützung und Hilfe dabei, das Buch vom Stadium eines Manuskripts zu dem eines veröffentlichungsreifen Buches zu bringen. Zutiefst dankbar bin ich ihr dafür, dass sie Tony, seit ich krank geworden bin, stets eine gute Freundin gewesen ist. Diejenigen unter Ihnen, die das Glück haben, Sylvia zu kennen, werden verstehen, was ich meine, wenn ich sage: In ihrer »Gegenwart« zu sein (sei es persönlich, telefonisch oder per E-Mail) ist, als würde man mit Engelsstaub besprenkelt.

Dawn Daro – meiner treuen Freundin. Unsere Kinder wuchsen zusammen auf, doch dann trennten sich unsere Wege. Als sie erfuhr, dass ich krank war, rief sie mich an und begann, mich einmal in der Woche zu besuchen, und sei es nur für zwanzig Minuten. Ihre beständige Präsenz in meinem Leben ist eine ungeheure Bereicherung.

Richard Farrell – Kommilitone von Tony und mir an der University of California Riverside in den sechziger Jahren. Nachdem wir uns über zehn Jahre aus den Augen verloren hatten, zog er vor Kurzem zurück nach Davis. Eine sehr tiefe Freundschaft lebte dadurch wieder auf. Wir können auf ihn zählen. Ich hoffe, er weiß, dass er auch auf uns zählen kann.

Freddie Oakley, Jessica Sevrin, Nhi Nguyen, Jim Schaaf, Joan De Paoli und weiteren Bewohnern von Davis, die Tony draußen in der Welt in meiner Abwesenheit Gesellschaft leisten. Sie treffen ihn zum Plaudern auf einen Kaffee. Sie gehen mit ihm mittags oder abends essen. Und sie sind auch diejenigen, die ich im Notfall anrufen kann, wenn Tony nicht in der Stadt ist.

Dr. Paul Riggle – meinem Hausarzt, der das Nachsehen hatte (wie ich ihn gerne necke), als mein Arzt zur Zeit unserer Parisreise überraschend wegzog und ich zufällig an ihn überwiesen wurde. Ich möchte einmal alles aufzählen, was ihn zu einem Juwel macht: Er hört zu, drängt mich nie, ist offen für neue Behandlungen; er ist der Herausforderung gewachsen, eine Patientin zu haben, die er nicht wieder »in Ordnung bringen« kann, er ist mitfühlend. Und all das, obwohl er mit seinen zahlreichen Patienten voll ausgelastet ist und außerdem eine eigene Familie hat. Unter Ärzten setzt er Maßstäbe. Er hat mich nie im Stich gelassen. Nie.

Die Dekane Rex Perschbacher und Kevin Johnson – Dekan und stellvertretender Dekan der Juristischen Fakultät der University of California Davis zu der Zeit, als ich erkrankte (Rex hat sich seitdem wieder der Lehre zugewandt und Kevin ist inzwischen Dekan.) Bis mein Körper einfach ganz ausfiel, taten Rex und Kevin alles, was sie konnten, um mir in meinem kranken Zustand entgegenzukommen, angefangen damit, dass sie mir erlaubten, die beste Zeit des Tages für meine Lehrveranstaltungen auszusuchen, bis hin zum Ersetzen einiger meiner Verpflichtungen vor Ort durch administrative Aufgaben, die ich vom Bett aus ausüben konnte. Für ihren Einsatz bin ich ihnen sehr dankbar.

Josh Bartok – meinem Lektor bei Wisdom Publications. Joshs anfängliche Begeisterung für das Buch und seine Ermutigung auf dem Weg trugen mich an Tagen, an denen ich mich zu krank fühlte, um das Projekt zu Ende zu bringen. Ich bedaure nur, dass wir uns noch nie persönlich begegnet sind, denn den Tag mit jemandem zu verbringen, der so kompetent, einfühlsam, geduldig und ermutigend ist, wäre sicherlich ein Vergnügen.

Wisdom Publications – ein besonderer Dank an alle dort im Verlag, weil sie sich so rückhaltlos für das Buch eingesetzt haben, besonders Joe Evans und Ernie Fernandez, die sehr hart arbeiteten, um es zu bewerben. Mein Dank gilt auch Phil Pascuzzo für sein exquisites Cover-Design und dem freiberuflichen Lektor Barry Boyce, der dem Manuskript in der Endphase den letzten Schliff gab.

All meinen Dharma-Lehrern – angefangen bei denjenigen, die ich persönlich kennengelernt habe, bis hin zu jenen, bei denen ich anhand ihrer Bücher gelernt habe. Danke für das Geschenk des *Dharma*.

Literatur

Aitken, Robert: *The Dragon Who Never Sleeps – Verses for Zen Buddhist Practice*. Berkeley: Parallax Press 1992.

Ders.: *The Gateless Barrier – The Wu-Men Kuan (Mumonkan)*. New York: North Point Press 1991.

Beck, Joko: *Zen im Alltag*. München: Goldmann 2011.

Boorstein, Sylvia: *Was geschieht, das geschieht – Wie Sie durch Gelassenheit und Mitgefühl sich selbst und die Welt retten*. München: Lotos 2007.

Buddhadasa, Bhikkhu: *Das Kernholz des Bodhi-Baumes – Sunnata verstehen und leben*. Books on Demand 2000.

Carrithers, Michael: *Der Buddha – Eine Einführung*. Stuttgart: Reclam 1996.

Chah, Ajahn: *Food for the Heart*. Somerville: Wisdom Publications 2006.

Ders.: *Ein stiller Waldteich*. Hrsg. von Jack Kornfield/Paul Breiter, Theseus 2012.

Chödrön, Pema: *Die Weisheit der Ausweglosigkeit*. Freiamt: Arbor 2004.

Collins, Steven: *Selfless Persons*. Cambridge University Press (CUP) 1982.

Dass, Ram: *Subtil ist der Pfad der Liebe – Geschichten über Neem Karoli Baba*. Berlin: Sadhana 1983.

Ders.: *Alles Leben ist Tanz*. Berlin: Schickler 1982.

Goldstein, Joseph: *Vipassana-Meditation – Die Entfaltung der Bewusstseinsklarheit*. Berlin: Schickler 1978.

Goldstein, Joseph und Kornfield, Jack: *Einsicht durch Meditation – Die Achtsamkeit des Herzens*. Freiamt: Arbor 2010.

Gunaratana, Bhante Henepola: *Praxis der Achtsamkeit – Eine Einführung in die Vipassana-Meditation*. Heidelberg: Kristkeitz 1996.

Hart, William: *Die Kunst des Lebens – Vipassana-Meditation nach S. Goenka*. Frankfurt am Main: Fischer 2006.

Hass, Robert (Ed.): *The Essential Haiku – Versions of Basho, Buson, and Issa*. Eastburn: Bloodaxe Books 2013.

Kabat-Zinn, Jon: *Im Alltag Ruhe finden – Meditationen für ein gelassenes Leben*. München: Knaur TB 2010.

Katie, Byron: *Lieben, was ist – Wie vier Fragen Ihr Leben verändern können*. München: Goldmann 2002.

Khema, Ayya: *Die Ewigkeit ist jetzt – Frieden finden durch die Lehre Buddhas*. München: O. W. Barth 2008.

Dies.: *When the Iron Eagle flies – Buddhism for the West*. Somerville: Wisdom Publications 2000.

Kornfield, Jack: *Living Dharma: Teachings and Meditation Instructions from Twelve Theravada masters*. Boston and London: Shambhala 2011.

Levine, Stephen: *Noch ein Jahr zu leben – Wie wir dieses Jahr leben können, als wäre es unser letztes*. Reinbek bei Hamburg: Rowohlt TB 1998.

Macy, Joanna: *Geliebte Erde, Gereiftes Selbst – Ermutigung zum sozialen Wandel und für eine ökologische Erneuerung*. Paderborn: Junfermann 2009.

Nyanaponika, Thera: *Die Jünger Buddhas*. München: O. W. Barth 2000.
Nyoshul Khenpo: *Der Buddha im Inneren – Unterweisungen zur Verwirklichung der natürlichen Großen Vollkommenheit.* Freiamt: Arbor 2005

Rahula, Walpola: *Was der Buddha lehrt*. Bern: Origo 1986.
Richmond, Lewis: *Healing Lazarus – A Buddhist Journey From Near Death to New Life*. New York: Simon & Schuster, Atria Books 2003.
Rumi: *The Essential Rumi*. Coleman Barks with John Moyle (translators). New York: Harper One 2004.
Ryokan: *Alle Dinge sind im Herzen – Poetische Zenweisheiten.* Freiburg: Herder Spektrum 2013.

Salzberg, Sharon: *Metta Meditation – Buddhas revolutionärer Weg zum Glück. Geborgen im Sein*. Freiamt: Arbor 2003.
Sekida, Katsuki: *Two Zen Classics – The Gateless Gate and The Blue Cliff Records*. Boston: Shambhala 2005.
Seung, Sahn: *Nur Weiß-Nicht – Gesammelte Lehrbriefe von Zen-Meister Seung Sahn*. Gießen: Johannes Herrmann Verlag 2010.
Sogyal Rinpoche: *Das tibetische Buch vom Leben und vom Sterben – Ein Schlüssel zum tieferen Verständnis von Leben und Tod*. München: Knaur 2010.
Sumedho, Ajahn: *The Mind and the Way – Buddhist Reflections on Life*. Somerville: Wisdom Publications 1999.
Suzuki, Shunryu: *Zen-Geist, Anfänger-Geist*. Bielefeld: Theseus 2012.

Tarrant, John: *Licht im Herzen der Dunkelheit – Die Polarität als Triebfeder seelischer Entwicklung*. München: Goldmann 2000.

Thich Nhat Hanh: *Das Diamantsutra – Der Diamant, der die Illusion durchschneidet*. Berlin: Edition Steinrich 2011.

Ders.: *Friede mit jedem Atemzug – Ein Übungsbuch*. München: Goldmann 2012.

Ders.: *Wie Siddhartha zum Buddha wurde – Eine Einführung in den Buddhismus*. Bielefeld: Theseus 2010.

Ders.: *Das Wunder der Achtsamkeit – Einführung in die Meditation*. Bielefeld: Theseus 2009.

Yamada, Koun: *Mumonkan. Die torlose Schranke – Zen-Meister Mumons Koan-Sammlung. Kommentiert von Yamada Koun Roshi*. München: Kösel 2011.

Über die Autorin

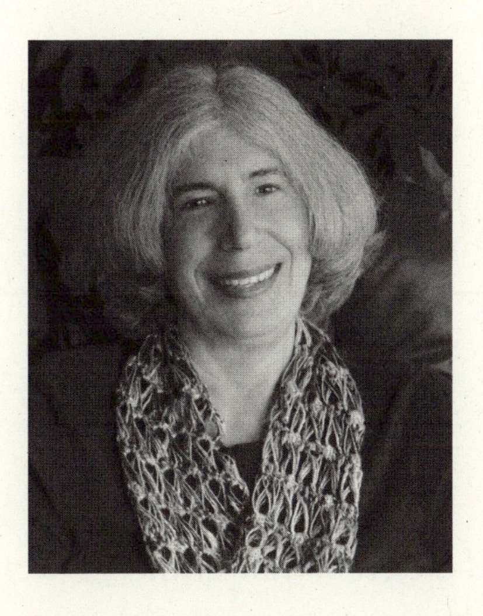

Toni Bernhard erkrankte 2001 auf einer Parisreise und erhielt anfangs die ärztliche Diagnose, es handle sich um eine akute Virusinfektion. Sie erlangte ihre Gesundheit nicht wieder zurück.

1982 wurde ihr von der Juristischen Fakultät der University of California, Davis, der akademische Grad *Juris Doctor* (»Gelehrte des Rechts«) zuerkannt. Seither gehörte sie zum Lehrkörper dieser Fakultät, wo sie blieb, bis ihre chronische Krankheit sie dazu zwang, ihren Beruf aufzugeben. Während der zweiundzwanzig Jahre an der Fakultät war sie sechs Jahre lang Studiendekanin.

1992 begann sie mit dem Studium und der Praxis des Buddhismus. Bevor sie erkrankte, nahm sie an zahlreichen Meditations-Retreats teil und leitete zusammen mit ihrem Mann eine Meditationsgruppe in Davis.

Sie lebt in Davis im Bundesstaat Kalifornien, zusammen mit ihrem Mann Tony und ihrem Jagdhund Rusty.

Toni ist online unter *www.tonibernhard.com* zu finden.

Über den Verlag

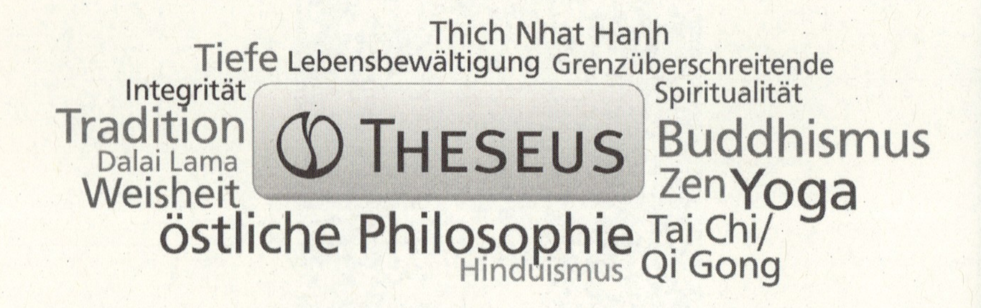

Mit Liebe fürs Detail und für die Umwelt 

Bei der Auswahl der Inhalte, die wir präsentieren, achten wir auf Originalität, Kompetenz, Praxisrelevanz und Qualität. So können wir mit Herz und Seele hinter unseren Büchern, Hörbüchern, Filmen und den anderen Produkten stehen, die wir mit viel Liebe und Aufmerksamkeit bis ins letzte Detail fertigen.

Wir leisten einen aktiven Beitrag zum Umweltschutz und verbrauchen nur wirklich notwendige Ressourcen – so sparsam wie möglich. Wir arbeiten ausschließlich mit 100% Recyclingpapieren und setzen auf kurze Transportwege (u.a. Fertigung unserer Produkte in Deutschland).

Inspirationen, interessante und wertvolle Neuigkeiten, Wahres, Schönes & Gutes sowie wichtige Termine können Sie regelmäßig in unserem Newsletter erfahren oder hier: **www.facebook.com/weltinnenraum**

weltinnenraum.de

J.Kamphausen | Mediengruppe